心をつなぐ
コミュニケーション

――歯科医院あるある お悩み解決ヒント集――

〈著〉 柴原由美子

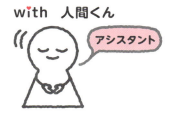

with 人間くん
アシスタント

HYORON

はじめに

　皆さんには，どのようなコミュニケーションの「お悩み」がありますか？　または，どのようなことを解決したいと思っていらっしゃいますか？

　下記に「あるある！　お悩みリスト」を挙げました．きっと皆さんにも，いくつか当てはまるものがあると思いますが，いかがでしょうか？

　もし，このお悩みを解決できたとしたら，どうでしょう？　きっと毎日が笑顔であふれ，仕事にもやりがいが持てそうですね．

　この本は，パラパラとめくっていただけるとおわかりのように，「お悩み」を解決するためのポイントを2～3項目ずつ挙げています．誰にでもできる「簡単で・効果的な」内容を集めましたので，実践していただくと「コミュニケーションって意外と簡単！」と思えてくるかもしれません．

あるある！　お悩みリスト

1　□　"苦手な人"とうまく接することができません
2　□　"言いにくいこと"をうまく伝える方法がわかりません
3　□　"クレーム"や"不満"が出ないようにしたい
4　□　"要求が多い人"の対応に困ります
5　□　"話がすれ違う"ことが多い
6　□　"話が脱線する人"や"話が長い人"に困っています
7　□　うまく説明ができません
8　□　モチベーションを上げるって難しい！
9　□　話を聞いてもらえません
10　□　"言い訳が多い"患者さんに困っています
11　□　指導をしたのに　やってもらえません
12　□　指導したことを　長くやり続けてもらう方法が知りたい

　ぜひ，ご自身の「お悩み」に当てはまるところから，お好きなスタイルで読み進めてみてください．楽しく学べるように，なるべく専門用語は使わず，クスッと笑えるイラストにもこだわってみました．

　皆さまにとって，この本が心のサプリメントのような役目を果たすことができれば，こんなに嬉しいことはありません．ぜひ，楽しみながらご覧ください．

2019年2月
柴原由美子

どうして私がコミュニケーションを学び, 教えているのか？

「どうして臨床歯科医師がコミュニケーションを学び, 教えているの？」とよく尋ねられます. ここでは, その理由を簡単にお伝えします.

▶「人の"心"を深く知りたい」と思ったから

一般開業医に勤務して8年経った頃, こんな悩みを抱えていました.

- ・伝えても伝えても, 患者さんに伝わらないことがある
- ・心の病気を抱える患者さんが増えてきて, "正しい対応"がわからない
- ・世代が違うスタッフへの指導がうまくいかない

ある晩, ふと「このような悩みを持ち続け, 解決策もわからないまま歯科医師を続けていくのか」と疑問を抱きました. そういえば……毎日毎日"人"を相手にしているにもかかわらず, コミュニケーションのとり方を学んだことがない. 「患者さんの心に寄り添う歯科医師でありたい」と口では言いながらも, 肝心の"心"について何も知らない.

何もしないと, この悩みはますます膨張していくに違いない. それまで歯科の勉強に100%没頭していた私は, 「学ぶなら, 今」だと, 心理学やコミュニケーションに関する勉強を本格的に行うことを決意しました.

▶「コミュニケーションを学ぶ素晴らしさ」を知ってほしいから

私にとって, 心に関する学びは, 単なる「言葉遣い」を正すものではなく, 「心」や「考え方」を整えるもの, 何より「生きやすく」してくれる素晴らしいものでした. 右図をご覧になるとおわかりのように, 学びを深めれば深めるほど, 自分自身が大きく変わっていくことを実感しました.

もし"コミュニケーションの基本"を学んでいなかったら, おそらく自分の勘と経験だけに頼ったものを「良い」と勘違いして, 生き続けることになっていたはずです.

＊

歯科医院で働く方たちの多くは, 患者さんや同僚のスタッフ, 院長先生との人間関係に悩んでいます. しかし, 私がそうであったように, コミュニケーションのコツを知り, やり方を変えることができたら, 今まで見ていた景色が変わり, 人生が彩りあふれるものになると思います.

だから, 私は学んだこと, 実践してきたことを「伝える」ことにしました. いち早く学ぶのがどんなに素晴らしいことか, 身をもって感じたからです.

コミュニケーションを学んで
―― 私のbefore-after ――

① 悩み・ストレスが激減した

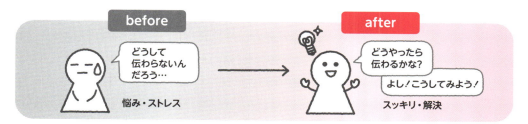

「うまくいかない」悩みとストレスが増える一方．解決方法もわからないでいた．
「コミュニケーションって嫌い！」と思っていた．

自分のアプローチを変えてみると解決できることが増えた．
コミュニケーションを楽しめるようになった．

② 感情のコントロールができるようになった

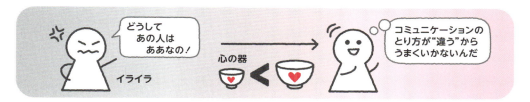

伝えたいことが伝わらないとき，相手を責め，イライラしていた．
（心の器が"おちょこ"サイズ）

相手との違いを受け止めることができるようになり，心にゆとりができた．
（心の器が"どんぶり"サイズ）

③ 使える言葉の領域が広がった

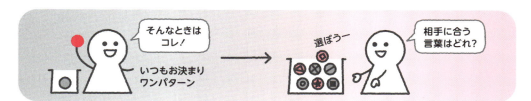

「自分が使いたい言葉」だけを使っていた．
伝わるのは，10人中，うまくいって3人程度．

「相手に合う言葉」を選ぶようになった．
対応できる幅が広がり10人中，10人に伝わるよう，引き続き勉強中．

INDEX

はじめに 3

　どうして私がコミュニケーションを学び，教えているのか？ 4

　コミュニケーションを学んで ──私の before-after── 5

　「やり方を知る」ことが上達の近道 8

Introduction　コミュニケーションって？

　コミュニケーションって？　なに？ 10

　うまく伝わらない……どうして？ 12

　「信頼関係」こそ，すべて 16

PartⅠ　ニガテ克服編

　1　"苦手な人" とうまく接することができません 20

　　・ON/OFF で心をコントロール 21

　　・「どのように投げるか」がカギ！ 22

　　・心は顔に表れる 24

　2　"言いにくいこと" をうまく伝えるには？ 26

　　・付け加えたいのは "何のために" 27

　　・"心を折る言葉"，使っていませんか？ 28

　　・やんわり伝わる魔法の「前置き」 30

　3　"クレーム" や "不満" が出ないようにするには？ 32

　　・誰にでもできる事前対策 33

　　・「不安の芽」は前もって取り除こう！ 34

　　・不安への薬は "見通しよく" すること 36

PartⅡ　困った！解決編

　1　"要求が多い人" の対応に困ります 40

　　・"本当の思い" を引き出す方法 42

　　・「ごちゃまぜ」を仕分けてスッキリ 44

　　・まずは，白黒ハッキリさせる 45

　2　"話がすれ違う" ことが多い 46

　　・ちょっとのズレが大きな溝になる 47

　　・頼りになるのは "記録" 48

　　・ひと手間かけて "すり合わせ" 49

3　"話が脱線する人"や"話が長い人"に困っています ·················· 50
・"本題の風船"を握りしめておこう！ ··························· 52
・話が脱線したときの打開策 ······························· 53
・終わりよければ，すべて良し！ ·························· 54

4　うまく説明ができません ···································· 56
・話のゴールを決めて，もう迷わない ····················· 58
・「伝えたいこと」を整理整頓 ························· 59
・「視覚」で説得力アップ！ ··························· 60

PartⅢ　モチベーション編

1　モチベーションを上げるって難しい⁉ ··················· 64
・相手を"変えよう"としていませんか？ ·················· 66
・指導がうまくいかないのは，なぜ？ ····················· 68
・「自ら動き出す」ためのお手伝い ······················ 69

2　話を聞いてくれません ································ 70
・心のバリアを解く言葉 ································ 72
・まずは相手の「心支度」から ·························· 74
・「気づき」を導く"質問"の力 ························· 75

3　言い訳が多い患者さんには困ります ················ 78
・不思議と「言い訳」がなくなる応対 ···················· 80
・相手の"本気"を引き出す！ ···························· 81
・心の抵抗が少ない"提案"のコツ ······················· 82

4　指導をしたのにやってもらえません ················ 84
・「磨き方」より「磨く理由」を ························ 86
・「やる気を引き出す」ひと言 ·························· 87
・跳び箱はラクに跳べる高さから ························ 88

5　指導したことを長くやり続けてもらうには？ ··········· 90
・変化は「続ける力」になる ···························· 92
・心の栄養になる言葉 ·································· 93

コラム
もしも患者さんが"不満"を伝えてきたとき，確認しておきたいこと ·········· 38
コミュニケーション上達への道 ···························· 62
はじめが肝心 ·· 83

おさらいチェックリスト ································ 94
あとがき ·· 95

7

「やり方を知る」ことが上達の近道

　振り返ってみると，私たちはこれまでの学校教育の中で本格的にコミュニケーションを学んだことがありません．つまり，「正しいやり方を知らない」まま，なんとなく自己流でコミュニケーションをとっているのが，現状です．
　たしかに，コミュニケーションは目で見えません．誰かに採点されることもありませんから，すぐに正しいやり方を知らなくても困ることはないでしょう．しかし，多くの人が「うまくいかない」と悩んでいます．

　では，コミュニケーションを「料理」に置き換えて考えてみましょう．レシピも作り方の手順も知らず，いきなり調理を始めると，どうなるでしょう？
　たとえば，「カレーライス」の作り方は小学生のときに習いました．一度習ったからこそ，具材は「にんじん・玉ねぎ・じゃがいも……」，作り方は「お肉や野菜を炒めて，お水を入れ，最後にカレー粉……」と，今でも当然のように作れます．
　しかし，コミュニケーションはどうでしょう？　具材も作り方も，習ったことがないので，自分で見よう見まねで好きなようにやっていることは確かです．もしかしたら，「最初にカレー粉を炒めている」なんて，的外れなことをやっているかもしれません．そして，とても美味しいとは言えないカレーライスを相手に提供している可能性があります．

　このように，基本の"型"を知らない自己流だと，うまくいかないこともあるでしょう．もしコミュニケーション力を高めたいのであれば，まずは基本から押さえることが大切です．何も知らずになんとなくやり続けるよりも，まずは「正しいやり方」を知る．これが，上達の近道です！

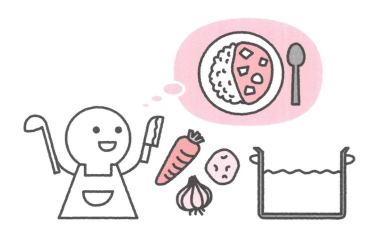

Introduction
コミュニケーションって？

コミュニケーションって？ なに？

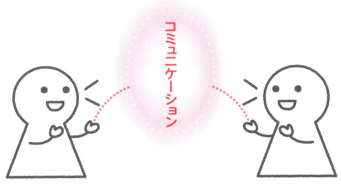

コミュニケーションは，人と人をつなぐもの

　コミュニケーションとは「人間の間に行われる知覚・感情・思考の伝達」であると言われます．自分一人で成り立つものではなく「**人と人とをつなぐもの**」です．コミュニケーションを介して，情報やお互いの感情を交換し合います．

　当たり前のことですが，もし，コミュニケーションがうまくいかなければ，人との関係を築くことができません．人間関係がうまくいかないのは，コミュニケーションがうまくいっていないからだとも言えます．
　逆に言うと，**コミュニケーションがうまくいくと人間関係もうまくいく**，ということです．

　せっかくなら，患者さんや周りにいるスタッフと良い人間関係を築きたいですよね．そう考えると，コミュニケーションはとても大事なものに思えてきませんか？　だとしたら，深く学ばない理由はなさそうです．

歯科医院でのコミュニケーションは"質"が大切

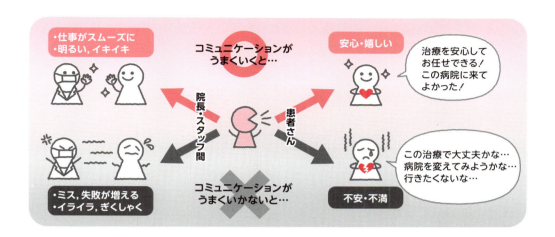

　歯科医院では，治療の質はもちろん，コミュニケーションの質で患者さんの満足度や医院の雰囲気が大きく変わります．コミュニケーションがうまくいくと「良いこと尽くし」，うまくいかないと，毎日憂鬱な気持ちで過ごすことになるでしょう．

　せめて少しでも「うまくいかない」状態を減らし，人間関係がうまくいくようになったとしたら，素晴らしいと思いませんか？　患者さんや医院内のコミュニケーションが円滑になるように，一緒にコツをつかんでいきましょう！

歯科でのコミュニケーションは"特別"
　歯科では，一般の"顧客とのコミュニケーション"とは大きく異なります．たとえば，
　　・患者さんが，不安を抱えている
　　・会う頻度が多く，しかも長期にわたることが多い
　　・健康行動（歯磨きなど）を変えるアプローチが必要

といったことが特徴として挙げられます．そのため，単に「仲良くなる」コミュニケーションではなく，**人と深く長くつながるコミュニケーション**，つまり"質"が求められます．

　一見，難しくもありますが，うまくいったときには「あなたに会えてよかった」など，最高の感謝の気持ちをいただくことができます．
　歯科医院だからこそ味わえる「**心と心でつながるコミュニケーション**」．
　これこそが，やりがいですね．

うまく伝わらない……どうして？

コミュニケーションがうまくいかないとき，多くの人が誤解をしています．患者さんや同僚スタッフに対して，「何度も説明したのに，わかってもらえない」と思ったことはありませんか？

「きちんと説明した」 ➡ 「相手に伝わった」はず！
（だから）

というのは，残念ながら思い込みです．言葉に対するイメージやとらえ方は，人それぞれ．そして，コミュニケーションは，自分とは"まったく違う"相手が対象です．
　ですから，「伝えた」＝「伝わった」とは限りません．

主役が「自分」に

　何度も同じ説明を繰り返しても，相手にうまく伝わらないときは，コミュニケーションの主役が「自分」になっている可能性があります．

　たとえば，なんとなく商品を眺めていただけなのに，店員さんが近くに来て商品の説明を始めてしまったとき「面倒だな」と思った経験はありませんか？

　怖いのは，この店員さんと同じようなことを，私たちもしている可能性がある，ということです．

会話は言葉のキャッチボール

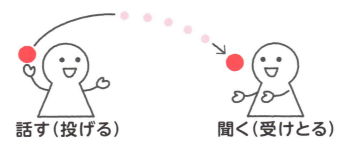

　"会話は言葉のキャッチボール"と言われているとおり，「話す（投げる）⇔ 聞く（受けとる）」の双方向で成り立ちます．まずは「話す（投げる）」ことに焦点を当てて考えてみましょう．

コミュニケーションの主役は「自分」じゃない！

一緒に，ご自身のコミュニケーションをチェックしてみましょう．

① 自分が伝えたいことを，一方的に伝えていませんか？

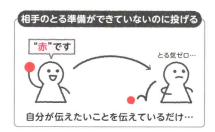

その話，相手は興味をもって聞いているでしょうか？　もしかしたら相手は「受けとりたくない」状態かもしれません．

② 相手に合わせて，かみ砕いた言葉を使うように心がけていますか？

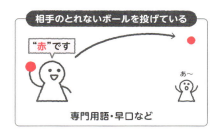

早口で話すことがクセになっている方も要注意です．もしかしたら相手は「受けとれない」状態かもしれません．

③ 自分だけベラベラしゃべっている，なんてことはありませんか？

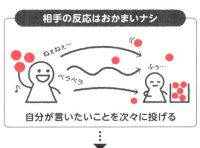

話すことが好きな人は要注意です．もしかしたら相手は「受けとることに疲れている」かもしれません．

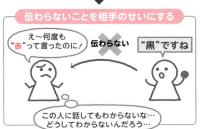

相手が受けとったボールが，自分が意図していたものと違った場合，つまり，自分が伝えたいことが相手に伝わっていないとき，伝わらないことを"相手のせい"にしてしまいがちです．

問題は，相手に構わず「自分が投げたいボールを，投げたいように投げている」ことです．皆さんも，コミュケーションの主役が「自分」になっていないか，一度客観的に振り返ってみましょう．

コミュニケーションの主役は「相手」

　私たちは「自分が話すこと」だけに注目する傾向があります．しかし，コミュニケーションの主役は「自分」ではなく「相手」です．話すときは，いかに「相手が受けとりやすいように投げるか」が大切です．
　ここで，「うまくいくときの4つのステップ」をみていきましょう．

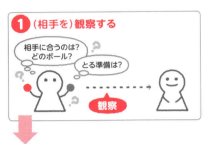

① （相手を）観察する
相手に合うのは，どのような伝え方でしょうか？
果たして，相手は今「聞きたい」状態でしょうか？

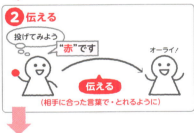

② 伝える
相手に合った言葉で，話してみましょう．

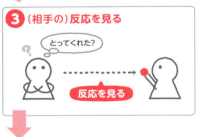

③ （相手の）反応を見る
相手がボールを受けとってくれたのか，反応を見ましょう．表情を観察することがコツです．

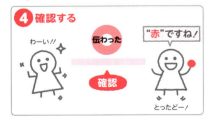

④ 確認する
相手に伝わったか，確認しましょう．もし，理解していなさそうなときは「**私の伝え方で，わかりにくいところはありませんか？**」とうかがい，相手の理解度を確認しましょう．

　「相手に伝わっていないな」と感じたときには，①に戻って自分の投げ方を変えてみます．伝わらないからといって，何度も同じボールを投げ続けても，いつまでも相手にわかってもらえず，お互いにストレスが溜まるばかりです．

このように，①相手のことを観察し，②受けとりやすいボールを投げ，③反応を見ることが大切です．そして，**うまくいかないときは，自分のやり方を変える**．そうすると，相手との関わり方も自然に変わっていくでしょう．

こういった状況で，すぐに「違うボールや投げ方」を見つけるためにも，コミュニケーションを学ぶことは効果的です．

まとめ コミュニケーションの主役は「自分」ではなく→「相手」

うまく伝わらない！
↓
自分が相手に合わないボールを投げているかもしれない
↓
自分のボール（言葉）や投げ方を変えてみましょう！

「コミュニケーションって難しい」と感じることがあります

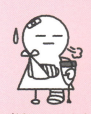

骨が折れることもある

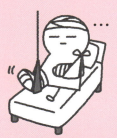

「手も足も出ない」と感じることもある

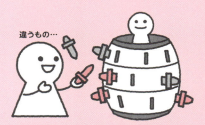

そんなときこそ，違うやりかたを試してみるチャンスです

「信頼関係」こそ，すべて

　相手とうまくコミュニケーションをとれないとき，多くの方が「言い方を変えよう」とします．実際，「話を全然聞いてくれない人には，何て言えばいいんですか？」というような相談をよく受けます．たしかに前頁でお伝えしたように，会話のキャッチボールにおいて「正しい言い方＝相手に合ったボール」を探すことは大切です．

　しかしその前に，もっと大切な準備があります．それは，"**相手とキャッチボールができる，信頼関係を築くこと**"です．これがコミュニケーションの最大の要です．

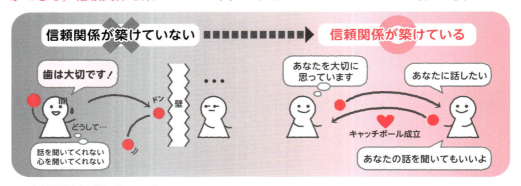

✕：信頼関係が築けていない
　「話を聞いてくれない」と悩む場合，相手との間に"**分厚い壁**"があり，キャッチボールができない関係なのかもしれません．このような状態で，いくら言い方を変えたとしても相手には届きません．

◯：信頼関係が築けている
　スムーズにキャッチボールができる関係は，信頼関係が築けている状態です．こちらが相手を大事にしていることが伝われば，次第に「話をしてくれる・聞いてくれる」反応を示してくれるでしょう．

> **「何を話すか」より「誰が話すか」**
>
> ▶皆さんがこれまで「何かしらの指摘を受けたとき」のことを思い出してみてください．
> 　あなたが「わかりました」と素直に受け止めることができたのは，相手がどんな人でしたか？逆に「あなたに言われたくない」と嫌な思いをしたとき，相手はどんな人でしたか？
> 　その違いは，**「あなたと相手との信頼関係」の差**ではないでしょうか．
> 　このように，お互いの信頼関係によって，同じ内容でも受けとり方に大きな違いが生じます．相手にとっては，**「何を話すか」**よりも，まずは**「誰と話すか」**が重要です．

信頼関係を築くうえで絶対に外せないポイント

　スタッフさんの中には，患者さんから絶大な信頼を得ている方がいらっしゃいます．そんな「信頼される人」が確実にやっている2つのポイントを紹介します．

　逆に，うまくいかずに悩んでいる人は，この2つを疎かにする傾向があります．確実に実践できるかどうかで，信頼関係に大きな差が生まれます．

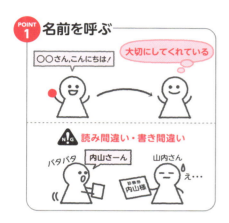

①名前を呼ぶ

　名前は一人ひとりにとって特別なものです．**頻繁に相手の名前を呼ぶ**ことで，「あなたを大切にしています！」というサインを送ることができます．とても簡単なことですが，意識していない方も多いのではないでしょうか？

　ポイントは「○○さん，こんにちは」「○○さんの歯は」など，**会話の中に相手の名前を差しこんで話す**ことです．一方，名前を間違えられると，ぞんざいに扱われた気分になり，相手との間に一瞬にして壁が作られてしまいますので，気をつけましょう．

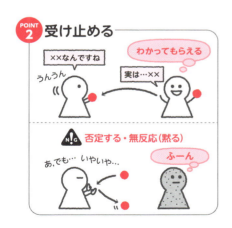

②受け止める

　人は"自分の話を聞いてもらいたい"と思っています．一番大切なのは，「受け止める」というスタンスです．

　実は，相手はこちらの"聞く態度"をよく見ています．話を聞くときは，**タイミングよくうなずいて「受け止めたよ！」というサインを送ると効果的**です．

　逆に相手が不快に感じる受け止め方には，
- 話の途中で「でもそれは」と遮り否定する
- まったく反応せず，黙っている

などが挙げられます．聞く態度は，クセになっている場合が多いので，一度見直してみましょう．

信頼関係は"当たり前"の積み重ね

　これまで，相手との間に"壁のない"信頼関係を築くことが大切だとお伝えしてきました．信頼関係は"当たり前"の積み重ねです．たとえば，笑顔で明るく挨拶する人と，聞こえづらい声・暗い表情で挨拶する人とでは，どちらが信頼されると思いますか？　もちろん，前者ですよね．このような，ごく当たり前の挨拶ひとつでも，信頼のされ方に大きな違いが出てきます．

"当たり前のこと"を大切にする

　信頼される人は，"当たり前のこと"ほど大切にしています．相手を大切に思うがゆえの行動です．たとえ些細なことでも，心を配れる人は素敵ですよね．

「信頼され度」チェックで，皆さんもご自身を点検してみましょう．

あなたの「信頼され度」チェック

1　☐　誰にでも目を見て笑顔で挨拶している
2　☐　患者さんの名前を"頻繁"に呼んでいる・読み方チェックも欠かさない
3　☐　必ず敬語を使うように心がけている
4　☐　話すときに「語尾の長さや声の高さ」を気にして話している
5　☐　患者さんがお帰りになるとき，作業している手をとめて見送っている
6　☐　チェアタイムや待っていらっしゃる方の状態を，常に気にかけて仕事をしている
7　☐　診療を始める前に「今日の治療予定」を，
　　　　おわりに「次回の治療予定」を必ず伝えている
8　☐　口腔内への器具の出し入れは，口唇や歯に当たらないよう"ていねいに"している
9　☐　頂き物をしたとき，必ずお礼を言っている
　　　　次回来院のときに「お礼＋感想」を伝えている
10　☐　ユニットや待合室に，患者さん目線で座り，清掃状況をチェックしている

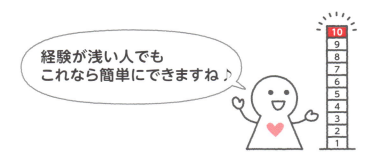

Part I
ニガテ克服編

Part I

1 "苦手な人"とうまく接することができません

- "苦手"と感じたら，つい避けてしまいたくなる
- "苦手"な人と話すと，どっと疲れてしまう

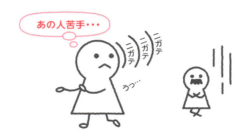

　"苦手な人"と関わらなくていいのなら，どんなに楽なことでしょう．プライベートであれば，距離を置けばすむことですが，相手が患者さんとなるとそうはいきませんよね．

　犬嫌いの人に対して犬が吠えるように，"苦手だ"と思いながら接すると，残念ながら「ニガテ電波」となって相手に伝わり，関係が悪化してしまいます．だとしたら，**"苦手"と感じることが減り，うまく付き合える方法がわかるといいですよね．**

● 自分の"とらえ方"次第

▶ 誰だって"苦手"と感じてしまうことはあるものです．

▶ "苦手"と感じるのは，単に相手が「今まで自分と関わることのなかったタイプ」だからかもしれません．

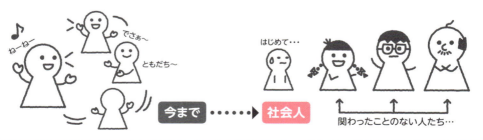

ON/OFFで心をコントロール

仕事のときは"仕事スイッチ"を入れよう！
↓
苦手な相手でも，"苦手"と感じなくなる

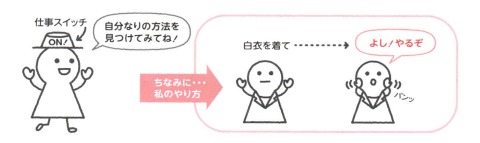

　仕事のときは，いったん自分の感情を脇に置いて，「仕事スイッチ」をONにしてみましょう．もし「普段モード（OFF）」のまま仕事に入ってしまった場合，"苦手"な人に出会ったときに，どうしても「イヤだなあ」という感情から抜け出せなくなってしまいます．**自分自身の"心構え"を工夫する**ことから始めてみましょう．

"相手を知る"ことに集中する

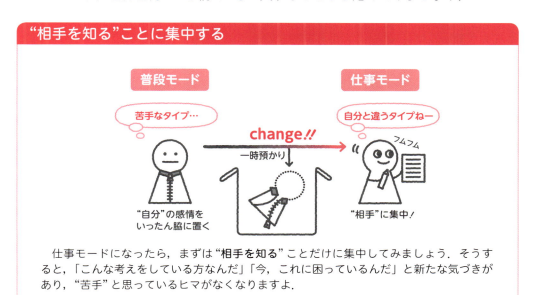

　仕事モードになったら，まずは"相手を知る"ことだけに集中してみましょう．そうすると，「こんな考えをしている方なんだ」「今，これに困っているんだ」と新たな気づきがあり，"苦手"と思っているヒマがなくなりますよ．

2 「どのように投げるか」がカギ！

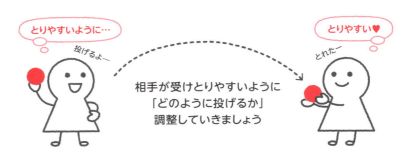

そもそも，どうして"苦手な人"だと感じてしまうのでしょうか？

人は"自分と違うところ"が多いと，無意識のうちに相手のことを苦手と感じてしまいやすいようです．

なかでも，コミュニケーションにおいて違いを感じやすいのは「声の大きさ」と「話すスピード」です．たとえば私の場合，声が大きな人は「恐い」「自分勝手」，話すスピードが速い人は「短気」「人の話を聞かなそう」と感じてしまいます．

話し方のペースには，人それぞれの癖があります．もしかしたら，苦手な相手は「自分と話し方のペースが違うだけ」かもしれません．

一方で"自分と同じところ"が多ければ多いほど，人は相手に親近感や安心感を抱きます．これを利用して，相手とペース（声の大きさ・話すスピード）を合わせてみましょう．大切なのは「相手が受けとりやすいように投げること」です．

こうして意識的に"同じところ"を作っていくと，次第に相手への苦手意識が薄れていくはずです．

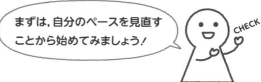

あなたの「話し方のペース」はどうですか？

相手に良い印象（〇）を与えることもあれば，悪い印象（✕）を与えることもあります．

声の大きさ

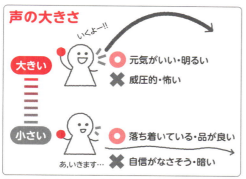

「声の大きさ」が人の印象を決定づけてしまうこともあります．

話すスピード

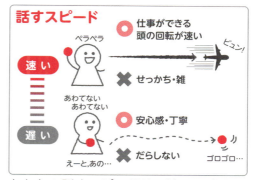

あなたの話すスピードは，速いですか？それとも遅いですか？

調整して，合わせましょう

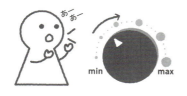

声が大きな方には大きく，小さな方には少し小さめに，といった具合に合わせてみましょう．

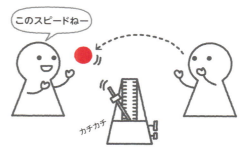

話すスピードは，その人が情報を処理する速さでもあります．特にお子さんやご高齢の方には，ゆっくりゆっくり．

苦手の正体は「ただ違う」だけ

　あなたが「苦手だな」と思う人をイメージしてみてください．きっと自分とは違う話し方をしていることでしょう．

　話し方のペースが違うだけで，「合わない」「苦手」と思い込んだり，逆に相手にも同じように思われてしまうのは，本当に残念なことです．

　声の大きさや話すスピードは，すぐにでも変えることができます．まずは，自分の会話のテンポを知ったうえで，相手に合わせてみましょう．そして，会話のキャッチボールがスムーズになることを実感してみてくださいね．

3 心は顔に表れる

「あなたは大切な人です」と思って関わる
↓
相手の心が開きやすくなる→自身の"苦手意識"も減る

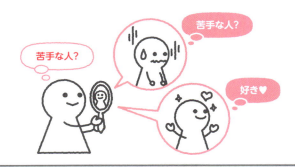

ここで，ちょっとした実験をしてみましょう．
①お手元に鏡を準備してください．
②まずは"苦手な人"を思い浮かべながら，鏡でご自分の顔を見てみてください．
③今度は"好きな人"を思い浮かべながら，同じように鏡で顔を見てみてください．

いかがでしたか？　きっと目や顔の表情に違いを感じられたことと思います．このように，自分が思っている以上に自分の感情はオモテに出てしまいます．
　自分が思い描くイメージによって，表情はこんなにも大きく変わるものなんですね．

　そのため，「目の前の人は，大切な人」と思いながら接することがポイントです．そうすると，あなたの表情が優しくなり，相手は「自分のことを大切にしてくれる人だ」と，安心します．

　さらに，この方法の素晴らしい点は，**自分自身の苦手意識がいつのまにか薄れてくる**ことです．さっそく試してみてくださいね！

"目"にも意識を向けてみよう！

「目は心の窓である」と言われるように，目には感情が表れます．先ほどの実験でも，特に"目"に違いを感じられたことと思います．

私たちも「相手がどう思っているかな」と知りたいとき，相手の"目"にも注目すると思います．もし"きつい目"をしていたら，「怒っているな」「納得していないのかな？」などと，なんとなく感じてしまいますよね．まさに 目は口ほどに物を言う です．

まずは相手を「大切な人」と思い眼差しを優しくする．そして，慣れてきたら"視線"もコントロールしていきましょう．ご自身が思っている以上に，目を意識することで相手と円滑にコミュニケーションがとれるようになってくるはずです．

例 "視線"のコントロール

 じっと見続ける・まったく合わせない　　　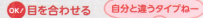 目を合わせる

いくら"目を見て話すのが良い"とはいえ，じっと見つめて話すのはNGです．これだと相手は疲れてしまい，話しにくいと感じてしまいます．

一方で「目を合わせるのは恥ずかしい」という方もいらっしゃるかもしれませんね．しかし，伏し目がちだと「自信がない」と思われたり，「信頼できない」とみなされてしまうこともあります．とても，もったいないことです．

「目と目を合わせる」ことで"あなたのことを思っていますよ"と印象づけることができます．

目線のポイントは「ここぞ」というときに適度に合わせることです．それ以外は，口元や眉間に目線を持っていくといいでしょう．

相手と目が合う位置に移動したり，目の高さを合わせることも大切です．"感情"を表す目線をコントロールするだけでも，コミュニケーションが大きく変わります．

Part I-1 まとめ　こちらが歩み寄れば，相手も歩み寄ってくれる

あなたは，"苦手な相手"とどのような関係を築きたいでしょうか？

あえて「険悪な関係のままで」をお望みの方はいらっしゃいませんよね．もし，良い関係を築きたいのなら，こちらから少しずつ歩み寄ってみましょう．

3つのポイントを押さえて積極的にコミュニケーションをとっていくと，これまでうまくいかなかった方とも良い関係が築けるようになります．自分でもビックリするほど！

いつの間にか相手を"苦手"と思うことが少なくなっていることに気づくでしょう．

Part I

2 "言いにくいこと"を うまく伝えるには？

- 言いたいことを，もっと"うまく"言いたい！
- 相手に嫌な思いをさせない言い方って？

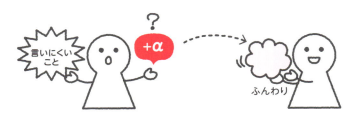

＋αのひと工夫で受けとりやすい形になる

　いまいち美味しくない料理も，たった少しの塩加減で格段に美味しくなることがあるように，コミュニケーションにも，ときおりスパイスを加えたり，味付けを変えてみることで相手に与える印象が大きく変わります．

　言いにくいことをよりうまく伝えるにも，ちょっとしたひと工夫が必要です．たとえ，相手にとって悪い情報でも，心地良い言葉と配慮があれば，すんなりと受け止めてもらうことができます．この章では，そんな"ほんのちょっとの工夫"を押さえていきましょう．

● "とっさ"のひと言

- ▶ 自分が"とっさ"に相手に反応する言葉を，意識したことがありますか？
- ▶ "とっさ"に出る言葉は，無意識になりがち．だから，癖も出やすいものです．
- ▶ この機会に"とっさ"のひと言を見つめ直して，自分の癖を見つけてみましょう．
- ▶ もしかしたら，いつも同じ言葉をくり返していたり，使っている言葉のバリエーションが少ないことにも気づくかもしれません．

- 「えっ，でも……」「〜っていうか」：相手の意見を否定しています．
- 「あ，そうなんですね」：それ以上，会話が続きにくい返し方です．
- 「なるほど」：使いすぎると，相手にとって耳障りかもしれません．
- 「そういえば」「話は変わりますが……」：相手の話を自分の話に変える"話泥棒"です．

1 付け加えたいのは"何のために"

> 🗝 **"理由"を付け加える**
> ↓
> "何のために"がわかると相手は安心する

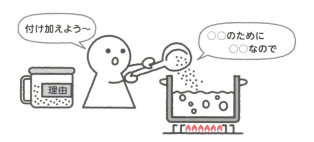

「レントゲンを撮ります」と伝えたとき，「えっ？ この間も撮りましたけど？」と指摘されたことはありませんか？

人はお願いをされるとき，「何のために」がわからないと不安になるものです．一方で，「何のために必要なのか」がわかると安心します．
そこで，相手に何かをやってほしいとき，お願いをするときは，**"理由"を付け加えて伝えてみましょう．**そうすると，すんなりと聞き入れてもらえるはずです．

例
▶「レントゲンを撮ります」
→「**むし歯の大きさを確認するために**，レントゲンを撮影させていただいてもよろしいですか？」
　　　↳理由
　　☞ ワンポイント：「質問形」にすると，さらにていねいなお願いになりGood！

▶（話せるか伺うとき）「今，よろしいですか？」
→「**○○の件で**お話ししたいのですが，今お話できる時間はございますか？」
　　　↳理由

2 "心を折る言葉"，使っていませんか？

「否定コトバ」を「肯定コトバ」に変える
↓
相手にダメージのない，受けとりやすい表現に変わる

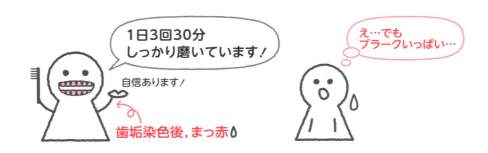

　このように，自信満々に「磨いている」とおっしゃっていても，実際にはプラークがべったり残っている患者さん．結構いらっしゃいますよね．

　このような患者さんに対して，普段，皆さんはどんな対応をしていますか？　相手が嫌な思いをしないように事実を伝えるには，どのような言い方をすればいいのでしょうか？

　やってしまいがちなのは，相手を否定するようなストレートな言い方です．たとえば，「でも，けっこう磨けていないところがあります……」といった言葉．

　このような"否定コトバ"は，相手の心をポキリと折り，一瞬で信頼関係を壊してしまいます．せっかく頑張っているのに，バッサリ「磨けていません」と言われたら，相手はとても傷つきます．もし，自分が言われたとしたら……やはり良い心地はしないものですね．患者さんはやる気をなくしてしまうかもしれません．

そこで「〜ない」という言葉を「〜する」「〜できる」という"肯定コトバ"に変換してみましょう．たとえば「磨けていない」を「磨き忘れている」と変えるだけでも，印象が変わってきます．そうすると同じ内容でも，相手に心のダメージを与えず，やわらかく伝わるようになります．

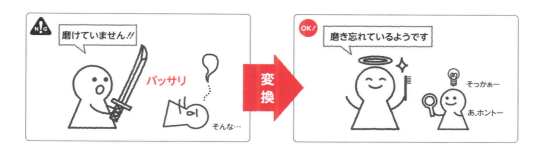

・磨けていません
・でも，ここに汚れが残っています
　　👆接続詞にも注意！

・磨き忘れているところがあります
・苦手なところがあるようです
・あとは，ここの部分に気をつけたら完璧ですね

例

▶ 歯をきちんと磨かないと，歯周病が進む一方です．
→ 歯を磨いてお手入れすれば，歯周病の進行を防ぐことができます．

否定コトバは癖になりやすい

　私たちが使っている言葉は，無意識のうちに肯定よりも否定の意味を示すもののほうが圧倒的に多いと言われています．

　まずは，とっさに出た自分の言葉が"否定コトバ"になっていないか，客観的にチェックしてみましょう．

3 やんわり伝わる魔法の「前置き」

> 🔑 **"クッション言葉"を使いこなす**
> ↓
> やわらかく，ていねいな印象を与えることができる

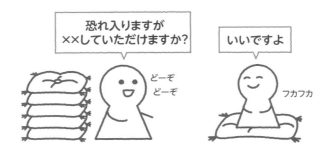

　クッション言葉とは**"会話のはじめにつける言葉"**です．
　その名のとおり，**ストレートな表現を包みこんでやわらかくするクッションの役割**をしてくれるため，相手に言いにくいことでも不快感を与えず，ていねいな印象になります．

　受付はもちろん診療室内でも，上手に使うことで「相手を大切にしている気持ち」が伝わります．

　たとえば「レントゲン室に移動してください」と言うと，命令のように聞こえてしまいます．それを「恐れ入りますが，レントゲン室に移動していただけますか（**クッション言葉＋質問の形**）」と言い換えると，グッとていねいな表現になります．患者さんの反応も「いいですよ」と，にこやかになるでしょう．

　ここでは，よく使う便利な3つのクッション言葉をご紹介します．

1 恐れ入りますが

ていねいなお願いをするときは，さらに**質問形にする**と気持ちよく引き受けてもらえます．

> 例
> NG：「キャンセルなさるときは，必ずお電話ください」
> ○：「**恐れ入りますが**，ご予約時間にお越しになれない場合は，お電話をいただけますか？」

2 差し支えなければ

少し聞きにくいことや，心の内をもっと知りたいときに便利です．

> 例
> NG：「不安に思っていることを聞かせてください」
> ○：「**差し支えなければ**，どのようなことを不安に思っていらっしゃるか，うかがってもよろしいですか？」

3 すでにご存じかもしれませんが

自己主張が強い方などに対し，相手を尊重する気持ちを伝えることができます．

> このように，クッション言葉の有無によって，受けとりやすさ，気持ちの伝わり方に大きな差が出てきます．
> まずはこれを機に，クッション言葉を使いこなせるように練習してみましょう．

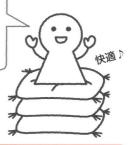

快適♪

Part I-2 まとめ　"ほんのちょっと"で印象は大きく変わる

　この章では，印象を大きく変える"ひと工夫"をお伝えしました．どれも"簡単にできることだ"と感じたと思います．ただ，人は簡単なことほど「なーんだ，そんなこと」と軽く思ってしまい，それを実践しない傾向があります（以前の私のことなんですけどね）．

　3つのポイントは，こちらが意識して使うほど，相手に「ていねい・安心・心地良い」と感じてもらうことができます．簡単だからこそ，すぐに取り入れてみましょう♪

　"普段使いの言葉"を変えていくと，あなた自身の印象もグッと変わりますよ．

Part I

3 "クレーム"や"不満"が出ないようにするには？

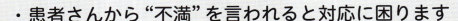

- 患者さんから"不満"を言われると対応に困ります
- あらかじめ何か対策ができたらいいな

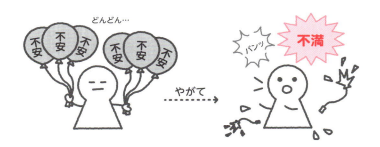

「○○されて痛くなった」「あと何回来たらいいんですか？」「また削るんですか！」など，患者さんに不満を言われると困りますよね．

表に出てきた**不満**は，患者さんの"不安な思い"が蓄積された結果でもあります．

できることなら，不満の芽はいち早く摘んで，お互いにストレスなく治療を進めたいものです．まずは，日頃から小さな不安を取り除いておくことが大切です．

● 不安になるその前に

▶ 人が不安を感じるのは，自分が理解できないことや，経験したことのない出来事に出会ったときと言われています．

▶ 不安になるその前に，先手を打った言葉かけをして，安心をプレゼントしましょう．

積極的にコミュニケーションをとって

| わからないこと | ➡ | わかるように |
| 想定外のこと | ➡ | 想定内に |

していきましょう！

1 誰にでもできる事前対策

> 🔑 「不安」を集めて，**院内でシェア**しておく
> ↓
> 他の患者さんの「不安」も予測できるようになる

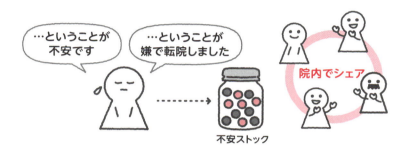

　患者さんと接していると，「不安な気持ち」や「前医への不満」を聞く機会が多いと思います．そういった「不安な気持ち」や「されて嫌なこと」をできるだけたくさん集めておきましょう．

　歯科医院への不安としては，たとえば，歯石を取ることで「歯を削られている」と感じたり，何回も根管治療を行うと「治療期間を延ばしている」と勘違いされてしまうこともあるようです．
　そういった話を聞いたときに，医院で「あるある不安」としてシェアしておくと，他の患者さんの「不安」も予測しやすくなり，事前に対策が取れるようになります．

"ダンボ"の耳で情報収集

　私はいいアイディアが浮かばないとき，気分転換にカフェで仕事をすることがあります．そんなとき，必ず一度は「歯科」に関する話題を耳にします．

　聞こえてくるのは，残念なことにたいていは「文句」です．その内容が私が予想だにしないことなので，いつもビックリさせられます．

　こんなふうにカフェや電車などでも患者さんの思いを知ることができるので，耳はいつでも"ダンボ"にしておくことをオススメします．

2 「不安の芽」は前もって取り除こう！

「先回り」して伝える
↓
「私のことをこんなにもわかってくれている」
と信頼される

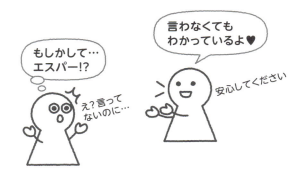

　患者さんは，「聞きたいけれど聞けない」「言いたいけれど言えない」といった不安を心の内に秘めています．そんな**不安を「先回り」して，「○○と思っていらっしゃるかもしれませんが……」と前置きして伝える**と，患者さんはビックリします．「なんでもお見通しですね」という嬉しい反応が返ってくることもあります．

後になったら，もう"言い訳"

　患者さんの不満が爆発した後にいくら正しい説明をしたとしても，手遅れです．それはただの"言い訳"にしかなりません．

よくあるトラブルケース
　むし歯を治療した　→　治療前には痛みがなかったのに，治療後に痛みが出た　→
　→　むし歯を取り残している　or　むし歯ではないところも削った

　こういった"痛み"が関わってくるケースは，特に「先回り」が重要です．
　事前に「痛みが出ることが多い」ことを説明します．それに加えて「**むし歯を治療したのに痛みが出始めた，と不安に感じる患者さんも多いですが……**」と伝えておくと，トラブルにならずにすむでしょう（少しオーバーなくらいが，ちょうどいいですよ！）．

患者さんの不安を予測して「先回り」しよう

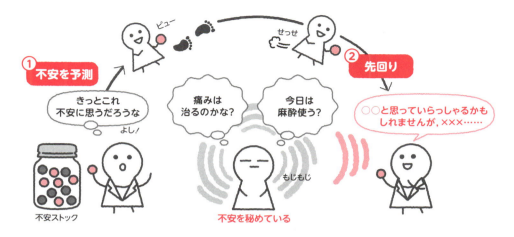

「先回り」のポイントを見ていきましょう．

① 不安を予測する

過去にあった「不安ストック」（33頁）を参考にして，予測する

② 使いやすい"先回りコトバ"を覚えておく

- **ひょっとしたら**，○○と思っていらっしゃるかもしれませんが……
- **なかには**，○○と思っていらっしゃる方も多いですが……
- **よく**○○と思われがちですが……

> **例**
> ▶超音波スケーラーでのスケーリング
> 　　→「歯が削られている」と感じられるかもしれませんが
> ▶根管治療に3回かかっている
> 　　→「1回で治療をすませたい」と思われる方も多いですが
> ▶インレー装着後，しみる
> 　　→「むし歯が残っているのでは」と不安に感じるかもしれませんが
> ▶インレーが脱離して来院
> 　　→「外れたものをそのままつけたい」とおっしゃる方も多いですが

このように「先回り」して伝えると，「こんなにもよくわかってくれる理解者だ」と，絶大な信頼を寄せてくれるようになります．

3 不安への薬は"見通しよく"すること

「ゴール」と「経過」を伝える
↓
先の"見通し"がついて，安心する

　想像してみてください．もし，真っ暗なトンネルに一人放りこまれて，なおかつ出口の光も見えなかったとしたら……ものすごく不安になりますよね．

　患者さんにとっては歯の治療も同じようなものです．治療の進み具合が患者さんにとってはわかりづらく，治療中はまるでトンネルの中にいるような状態です．

　「先が見えない」「今，どういう状況かわからない」という状態は，人をとても不安にさせます．治療中はこまめに治療のゴールと経過を伝えてあげましょう．

　ゴール：どこに向かっているのか（未来）
　経　過：自分が今いる位置（現在）

　「自分がどこに向かっているのか」「今，どんな状況なのか」「ゴールにたどり着くまで，あとどれくらい時間がかかるのか」がわかると，患者さんは安心して治療にも積極的になります．

"慣れ"は大敵

　患者さんは，時間とともに状況や気持ちが変わるものです．けれども，治療期間が長くなると，こちらにも"慣れ"が出てきてしまい，油断しがちです．

　たとえば「治療前に期間が長くなることも話してあるし，大丈夫」と思っていても，患者さんは治療に疲れてきている可能性もあります．

　そもそも，歯科医院に定期的に通うことは，患者さんにとっては大きな負担になるということを忘れてはいけません．ときおり患者さんの気持ちを確認しましょう．

こまめに「ゴール」と「経過」を伝える

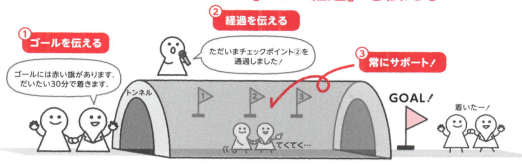

1 ゴールを伝える

"治療してどこに向かうのか"や"治療終了までどれくらいの期間がかかるのか"をはっきりと伝えましょう．

例
- ▶治療後のゴール：あらかじめ決めておいた治療計画を，ときおり確認しましょう
- ▶ゴールにたどり着くまでの期間：1年，半年，1カ月……

2 経過を伝える

私たちが思っている以上の頻度で，実況中継をするかのように，今どのような状態か（経過）を伝えましょう（ちょっとしつこいぐらいでもOKですよ！）．

例
- ▶治療経過：口腔内写真やエックス線写真を比較する
- ▶時間の経過：「治療全体で言うと，半分まで進みました」「折り返し地点ですよ」
- ▶今後の治療の流れ：「歯ぐきの治療が終わったので，これからは歯の形を整えていきます」

3 常にサポートする！

「大丈夫なはず」という油断が一番の大敵です．トンネルの中で一人ぼっちにしてしまわないように，いつも「不安になっていないか？」と気にかけて，心のサポートをしましょう．

Part I-3 まとめ　先手を打ち，不安を解く

患者さんを不安にさせないためには，先回りが大切です．「患者さんが抱えている不安」を気遣うひと言を添えましょう．

患者さんにとっては「言葉にせずとも，わかってくれる」スタッフがいるだけで，心が救われるはずです！　先手必勝！！

Column

もしも患者さんが"不満"を伝えてきたとき，確認しておきたいこと

あるある不満のほとんどは「時間に対する不満」！

　治療中の患者さんに「いったい，いつになったら治療が終わるの？」「本歯はいつ入るのですか？」と聞かれたとき，返答に困ったことはありませんか？

　「"いつ"と言われても，治療前にすでに話してあるのに」「歯ぐきの状態によるからなんとも言えない」といった複雑な気持ちになったこともあるかもしれません．

　このように患者さんが"不満"を伝えてきたときには，「どういった思いがあって，発した言葉なのか？」を必ず確認しておきましょう．

　たとえば，こうした"時間"に対する不満が出てくる背景には，大きく分けて下図の3つのパターンが考えられます．

　患者さんは遠慮してしまうのか，なかなか"本当の思い"を言い出しづらいことも多いようです．もし，患者さんが"不満"を伝えてきたら，そのときは"本当の思い"を聞き出せるチャンスです．

　不安な思いをさせてしまったことを謝ったあとに，それぞれに合った解決策を考え，対応していきましょう．

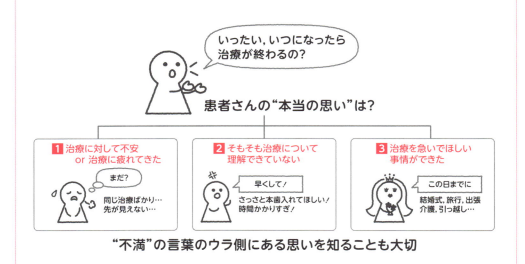

Part Ⅱ
困った！ 解決編

Part II

1 "要求が多い人"の対応に困ります

- 自分の意見を強く主張されると，尻ごみしてしまう
- 「あれもこれも嫌」と言われると，話してもムダだと感じてしまう

　こちらが何を言っても，「絶対に自分の意見は曲げない」といった方に出会うと，お手上げ状態になるのも無理はありません．私も気が長いほうではないので，このような患者さんに対して，"これ以上，関わりたくない"と感じたこともあります．

　しかしあるとき，何気ない会話のあとから，患者さんの態度が"急に変わる"という経験をしました．自己主張が強い，いわゆる頑固者から，「あなたの言うことは間違いないから，お任せしたい」と，みるみるうちに大ファンに変わりました．

　振り返ってみると，うまくいかない原因は"自分"にあることがわかりました．

●"限界"を決めているのは，自分

- ▶「こういう人だ」と決めつけることは，その人との良好な関係を諦めることと同じ．
- ▶「過去と他人は変えられないが，未来と自分は変えられる」（精神科医：エリック・バーン）
- ▶ 皆さんは「他人を変えよう」としていますか？
  それとも，「自分が変わろう」としていますか？

"レッテル貼り"していませんか？

"要求が多い人"に出会ったとき

こうしてください！

主張する

わがまま人

○も×もイヤです！

拒否する

言うことを聞かない人

①レッテルを選ぶ

どれかなー

②レッテルを貼る

IN

クレーマーBOX

③「クレーマー」BOXに投入

ムリです！

④対応を諦める

クレーマー

苦手

面倒くさい

　要求が多い人に出会ったとき，一番問題となるのは「この人はわがままな人」，「言うことを聞かない人」などと，レッテルを貼ることです．

　どうしても，人は「嫌だな」といった**感情の行き詰まりを感じると，相手にレッテルを貼ろうとします**．レッテルを貼るのは，とっても簡単なことで，それ以上，その人に関わらなくていいことの言い訳にもなります．

　「自分は悪くない．だって，相手が悪いんだもん」「相手は○○な人」
こう思ったほうが，楽チンですよね．

　最終的には，「クレーマー」や「気難しい人」などとひと括りにして降参の旗を掲げます．つまり，対応の限界を決めているのは，こちら側．難しいのは，その人と向き合う勇気を出すことです．

　これを機に，どんな人とも向き合うことから始めてみませんか？

1　"本当の思い"を引き出す方法

"心を引き出す質問"をする

↓

患者さんの"本当の思い"がわかる

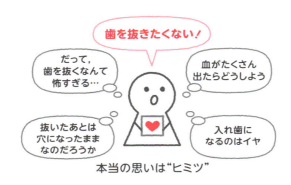

本当の思いは"ヒミツ"

　「要求が多い」ということは，自分の"思い"や"考え"をしっかりもっている証です．気をつけなければならないのは，実際に口から出てくる言葉だけでは，なかなか**その人の"本当の思い"はわからない**，ということです．

　たとえば，患者さんが「歯を抜きたくない」とおっしゃったとき，皆さんはその言葉をどのようにとらえて対応するでしょうか？
　よくやってしまいがちなのは**「歯を抜きたくない＝抜歯を拒否している」**と決めつけて，「抜く以外に方法はありません」と**説明を繰り返す**ことです．

　しかし実際には，「抜きたくない」という言葉の裏に必ず"本当の思い"があるはずです．"本当の思い"を知ることさえできれば，スムーズに解決策を見出すことができます．

"本当の思い"を引き出そう

　患者さんの「言っていること」と「本当に思っていること」は違うことが多いと考えたほうが良さそうです．何しろ歯やお口というパーソナルな部分ですから，気持ちを素直に打ち明けるのは，気が引けて当然です．

　そんな患者さんの思いや考えを引き出すには"質問"が効果的です．こちらが質問して誘導することで，"本当の思い"を言葉で「見える化」していきましょう．

　質問で引き出したいことはたくさんありますが，まずは図に示した4項目（不安・問題・望み・こだわり）の把握を心がけましょう．要求が多い方の場合，このうちのどれかが強すぎて身動きがとれなくなっている可能性があります．

　その方の"本当の思い"は何なのか？　質問を続けて引き出していくうちに相手の本音が現れてきます．そこまで引き出すことができれば，あなたを「私の気持ちをわかってくれる人」と信頼してくれるようになるでしょう．

例

　質問する際の言葉は，状況に応じて変わりますが，ほんの一例を挙げます．
- ▶不安：もし，不安に思っていらっしゃることがありましたら，教えていただけませんか？
- ▶問題：ご自身で，どんなことを問題だと感じていらっしゃいますか？
- ▶望み：どうなったら理想的だと思いますか？
- ▶こだわり：治療を進めていくにあたって，大切にしたいことは何ですか？
（期間・費用・回数・質・見た目など……）

　相手のことは，相手にしかわかりません．質問して，"本音トーク"ができる関係を目指しましょう．

2 「ごちゃまぜ」を仕分けてスッキリ

> 🔑 「事実」・「感情」・「理想」を分ける
> ↓
> 頭と心の整理ができて，スッキリする

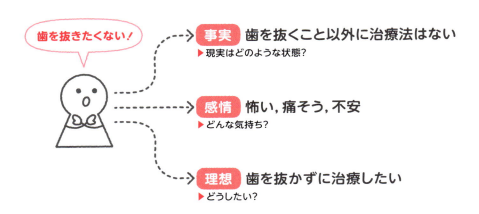

　患者さんと話し合いを続けても，「これもイヤ」「あれもイヤ」と提案を次々に拒否されたり，解決策を見出せずに悩み続けてしまったり……一向に話が前に進まないとき，何が問題になっているのでしょうか？

　そんなときは「事実」・「感情」・「理想」がごちゃまぜになっている可能性があります．いったん，この3つを分けて書き出してみましょう．

　話が進まない場合，心が「感情」や「理想」に支配されて「事実」を受け止められなくなっていることも多いと思います．この3つを切り離して考えることで，頭と心の整理ができ，もやもやした霧が晴れていきます．

　そうすると，話がスムーズに次へと進んでいきます．

3 まずは，白黒ハッキリさせる

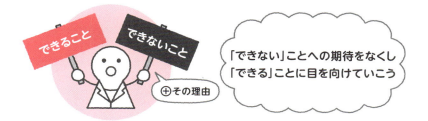

🔑 「できること」「できないこと」を整理する
↓
「できること」に目を向けるようになる

「できない」ことへの期待をなくし「できる」ことに目を向けていこう

⊕その理由

　驚くことに「お願いすれば，なんでもやってもらえる」と期待している患者さんも多くいらっしゃいます．しかし，「できない」ことも多いのが，歯科医療ですよね．
　現実的に「できること」「できないこと」を整理して，はっきりと伝えましょう．特に「できないこと」に関しては，「どうしてできないのか（理由）」も正確に伝えることが大切です（できないことを"あいまい"にすると，クレームの原因になります）．

　たとえば「○日で治療を終わらせたい」とおっしゃる患者さんに対して，「できません」と伝えるだけでなく，「この歯は○○な状況で，△△という治療が必要です．それには◆日かかります」と理由を添えて伝えましょう．
　いち早く「できること」に目を向けていくことが解決への近道です．

Part II-1 まとめ　冷静に向き合えば，わかり合える

　最初は「無茶な要求」だと感じることでも，こちらが冷静に対応できると状況は大きく変わります．言葉の裏側には，患者さんの本音が隠されています．質問を使いこなして，その秘められた"本音"を引き出すことから始めましょう．

　冷静に向き合えば，必ずわかり合えます．一人ひとりと真正面から向き合い，コミュニケーションをとっていけば，次第にあなたのファンも増えていきますよ♪

Part II

2 "話がすれ違う"ことが多い

- たしかに言ったのに，相手に「伝わっていない」ことがある
- 何度も同じことを言うのに，疲れてきた……

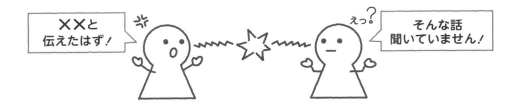

「伝えたはず」「いや，聞いていない」と，話がすれ違った経験が一度はあると思います．患者さんを相手に（または院長先生とスタッフさんの間でも），イラストのような光景をよく見かけます．

この問題は「自分が話したこと」は，すべて「相手に伝わるはず」だと思い込んでしまっていることです．実際のところ，言葉に対するイメージや解釈の仕方は人それぞれまったく違います．したがって「自分が話したこと」は「相手にそのまま伝わりにくい」と思っておいたほうが良さそうです．

こちらの"ひと工夫"で「かみ合わない」会話を減らしていきましょう．

● ボタンのかけ違い

▶ ほんの少しの解釈の違いが原因で，大きな誤解を招くこともあります．

▶ 「あれ？ なんだか話がズレてきた？」と感じたら，すぐさま正しておくことが大切です．

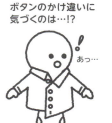

1 ちょっとのズレが大きな溝になる

> "あいまい"な表現を"具体的"にする
> ↓
> お互いの"感覚"のすれ違いをなくす

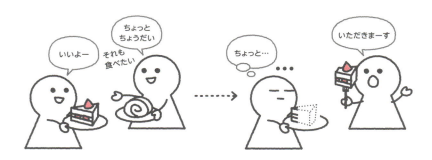

　"あいまい"な表現が，すれ違いを生む"素(もと)"になります．たとえば，「ちょっとお待ちください」の「ちょっと」．伝えた側の「ちょっと」は5分でも，相手にとっての「ちょっと」は30秒だとしたら……それは険悪なムードになってしまいますよね．

　日常でもよく使いがちな"あいまい"表現．特に注意したいのは，人によって感覚が異なる「量」「時間」「大きさ」です．「誰もが同じ意味で受けとれるように」具体的な表現にしましょう．一番簡単な方法は，数字を使うことです．

　逆に，相手から聞いた内容が"あいまい"なときは，こちらから質問をして，より"具体的"にしていきましょう．

例
- ちょっと（しばらく）お待ちください → 「○分ほどお待ちください」
- かなり（けっこう）費用がかかります → 「○円ほどかかります」
- ずっと（いつも）痛んでいます → 「今も痛いですか？」「一日中痛みますか？」
- （スプリントなどを）時々，使っています → 「週に何日使っていますか？」

2 頼りになるのは"記録"

メモに記録する
↓
情報を整理できるうえに，後で役立つ

メモのポイントは「その場で」「箇条書き」

　話の最中，特に内容が多いときには必ずメモをとりましょう．話の要点を整理しやすくなり，記録として残るので便利です．

　上手なメモは，相手の話を聞きながら「ポイントだけ」「相手の言葉をそのまま」箇条書きで記録することです．「後から思い出して書こう」とするのは，余計な時間を割くことになって，二度手間です．あくまでも集中すべきことは，1番に「相手の話と表情」，2番が「メモ」です．さらりとメモをとる習慣を身につけていきましょう．

スッキリ情報整理術

　メモで「箇条書き」をするとき，関係があるものを「→」を使ってつないでおくと，抜群に見やすくなります．メモは他の人が見てもわかりやすい記録として残るので，引き継ぎにも便利です．ちょっと面倒でも必ず書き残しておきましょう！

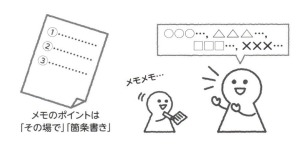

3 ひと手間かけて"すり合わせ"

> 🗝 話した内容を，**確認し合う**
> ↓
> 情報を"同じ解釈"にすり合わせることができる

「もしかしたら，話がかみ合っていないかも？」といったように，何か違和感があったときは，すぐに話の内容を確認し合いましょう．

この「確認し合う」ことを省いてしまったがために，大きな誤解を招くことも残念ながらよくあります．すれ違いを防ぐためにも，"同じ解釈"にすり合わせるひと手間が大切です．

例

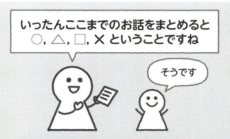

① 今までの「相手から聞いた話」を確認する
↓
要約して確認しよう！
「ここまでのお話をまとめると，
○○ということですね」

② 「自分が伝えたこと」を確認する
↓
質問してみよう！
「○○（結論）ということを，
ご理解いただけましたか？」

Part II-2 まとめ　その"ひと手間"がストレスを減らす

私たちは「話したことは，必ず伝わるはず」と期待しすぎているのかもしれません．

「話は伝わらなくて当たり前」と考え，ほどよく肩の力を抜いておくことが大切です．そして，すれ違いを防ぐための"ひと手間"も時には必要です．

手間をかけた分だけ，すれ違いが減り，嬉しいことにストレスも減っていきますよ．

Part II

3 "話が脱線する人"や"話が長い人"に困っています

- 話が脱線して,結局肝心なことを話せなかった
- 長話を途中で切り上げることができません

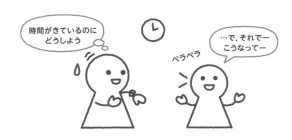

　患者さんが調子よくお話しされていると「話が脱線して,肝心な話に戻せない」ことがよくあります."話の終わらせ方"に戸惑うことも多いですよね.

　時間がたっぷりある状況なら,気兼ねなく話に花を咲かせることができますが,次の患者さんとの約束がある診療時間内では,==チェアタイムを守ることも仕事のひとつ==です.でもせっかくなら,時間内で実りのある話ができればいいですよね.

　この章では,相手に不快な思いをさせることなく話の脱線を防ぐ方法,スムーズに長話を終わらせるコツを確認していきましょう.

● 時間を守る人は"相手を大切に"する人

- ▶ あなたはついつい「遅刻魔」になってはいませんか?
- ▶ 自分が「約束の時間に遅れる」ということは,相手を待たせてしまうことになります.つまりそれは,相手に貴重な時間を"無駄遣いさせてしまう"ことにもなりますよね.
- ▶ 時間は限りあるもの.皆さんは「相手の時間」を大切にできていますか?

「話がだらだら長く続いて，終わらない」3つのパターン

① 本題に沿っているが，余談が多い

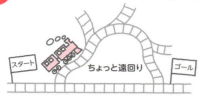

・話題が脇道に逸れる
・話の内容が細かくて，多い

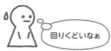

② 本題から外れている

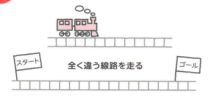

・本題とは関係のない話になる
・いつまで経っても，本題に戻らない

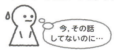

③ ただの雑談

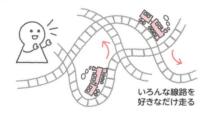

・本題すらなく思いついたことを話している
・話があちこち飛ぶ

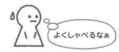

　人にはそれぞれ「話し方の構成」に癖があります．イラストで示した3つの中で，皆さんはどのパターンによく出会いますか？　限られた診療時間の中では，上のどのパターンでも「いち早く本題に戻したい」「話をスムーズに切り上げたい」と思うことでしょう．

　しかし，このような話し方が癖になっているため，こちらが「今，その話って関係ないよね」と思うことでも，相手にとっては話を進めるうえで欠かせない要素になっています．

　したがって，こちらが話をリードして，話の長さや内容を調整することが大切です．

"本題の風船"を握りしめておこう！

「○○について，お話しします」と
話のはじめにテーマを伝える

↓

話が脱線しづらくなる

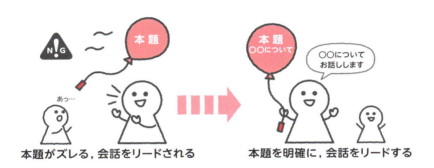

本題に入る前に，まず相手と確認しておきたいのが，「何のための話なのか？」つまり，話の目的です．話のテーマをあいまいにして，なんとなく話を始めてしまうと，本題から外れて脱線したり，会話をリードされてしまう可能性があります．

そこで，話の最初に「○○についてお話しします」とテーマを伝えましょう．テーマがはっきりしていると，自然とこちらが会話をリードできる状態となり，たとえ脱線したとしても，本題に戻しやすくなります．

"本題の風船"を常に掲げて，握りしめておきましょう．

対策はより万全に

時間に余裕がないときには

「10分くらいでお話しさせてください」

あらかじめ，時間のコントロールを．

いつも脱線する方には

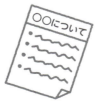

メモ用紙を準備して一番上にタイトルを書く．お互いにメモを見ながら話を進めましょう．

2　話が脱線したときの打開策

> もし脱線してしまったときには……
> **要約・確認して本題に戻す**
> ↓
> イヤな印象を与えずに本題に戻すことができる

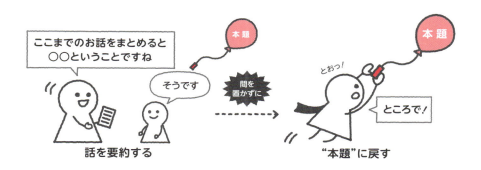

　いくら話が脱線していたとしても，いきなり本題に戻されたとしたら，ちょっとイヤな感じがしますよね．せっかくなら，気持ちよく本題に戻したいところです．

　相手の話が「本題からズレてきた」と感じたら，話題の切れ目を探しておきます．そして，**タイミングを見計らって，これまで聞いた話を要約して伝えましょう**．要約を伝えると「自分の話をよく聞いてもらえた」という良い印象が残ります．

　要約を伝えたあとは，**間髪入れずに「ところで○○についてですが」と話を本題へと戻します**．このとき大切なのは勢いです．息継ぎも我慢するくらいに「ところで」という言葉を発して，再び会話の主導権を握りましょう．

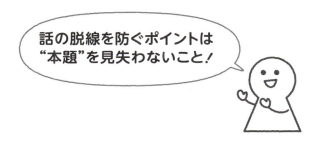

3 終わりよければ，すべて良し！

3つのコツをつかんで，**話を終わらせる**ことが大切！
↓
さらに親密度がアップする

「時間がないから，雑談はしない」という声もよく耳にしますが，雑談からしか得られない情報はたくさんあります．患者さんのことをよく知るためにも，大いに楽しんで雑談しましょう．

雑談上手な人は，時間の合間を見つけて話すことが上手です．そして長々と話したりはせず，相手を不快にしないように話を終わらせる名人でもあります．実は次の3つのポイントを押さえるだけで，名人芸に近づくことができます．

そして，会話も"**終わりよければ，すべて良し**"です．上手な終わらせ方ができれば，相手のご機嫌を損ねるどころか，信頼関係をさらに深めることができます．

ぜひポイントを身につけて"雑談上手"になりましょう！

① "終わり"の空気を漂わせる

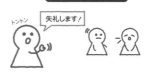

そろそろ"終わり"の時間であることを，相手に気づいてもらえるようにしましょう．まず試したいのは，立ち上がるなどして**姿勢を変える**ことです．

それでもダメなら，時計をチラッと見て視線を外したり，他のスタッフさんに呼びに来てもらったり，工夫をします．

こうして**動作を変えることで，さりげなく気づいてもらうことがポイント**です．

2 感謝と気持ちを伝える

話をしてくれたことへの**感謝と自分の気持ちを伝えましょう**．きっと相手は「またあなたと話したい」と思ってくれることでしょう．

"相手を大切に思うひと言"があるかないかで，患者さんとの今後の関係が変わってきます．

> **例**
> 「今日はいろいろとお話を聞かせてくださって，嬉しかったです」

3 「別の機会」を約束する

最後に**「また別の機会に話を聞く」約束**をします．そうすることで，相手にとっては「話が中途半端になった」という印象よりも，むしろ「次回」への期待が高まります．

また，作業している手をいったん止めて，**相手の姿が見えなくなるまで見送る「余韻」も大切**です．

> **例**
> （特に治療に関わる大事な話のとき）「次回，改めてお話の時間をとらせてもらってもよろしいですか？」

それでも話が続くときは……？

それでも話が続くときは，最終手段です．正直に「○○さん，申し訳ございません．もう少しお話をしていたいのですが，**今日は**あいにくお時間が来てしまいました」と伝えます．

このとき，「私は話したい気持ちでいる」「**今日は**時間がとれない」ことが伝わりさえすれば，マイナスの印象を与えることはないでしょう．

Part II-3 まとめ　コミュニケーション上手は，会話のリードも上手

いつも心に留めておきたいのは「本題」と「時間」です．「大事な話」の最中に脱線しては困りますし，雑談であれば思い切り脱線しても問題にはなりません．

話の長さや内容は，私たちのひと工夫でコントロールできます．会話をうまくリードできるようになると，相手とさらに充実した楽しい時間を過ごせるようになるでしょう．

Part II

4 うまく説明ができません

- 説明になると，何と言えばいいのかわからなくなる
- 話を上手にまとめられない

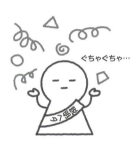

「うまい言い方を知る＝説明上手になれる」と思われがちですが，そうではありません．説明上手な人は，**相手に理解してもらえるように，"準備"を大切にしています．**

よく考えてみれば，行き当たりばったりで説明しようとしても，うまくいくはずがないですよね．「うまく説明ができない」ということは「説明するための準備が足りていない」と言っても，いいのかもしれません．

それでは，説明力をアップするための"準備のコツ"を見ていきましょう．

● 「できない」がチャンス

▶「できない」と思ったときは，**選択するチャンス**です．
　・「できない」と，グチを積み重ねて悩み続けるのか
　・「できないままでいい」と，開き直るのか
　・「できるようになりたい」と，何かをやり始めるのか
▶皆さんは，どの選択をしますか？

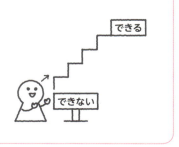

"説明上手"と"うまくできない人"の違いは何でしょう？

説明上手な人	説明がうまくできない人
伝えたいことを正確に理解している	伝える内容を，さほど理解できていない
結論がある	結論がない，もしくは明確にできていない
自分の伝えたいことが，整理されている	伝えたいことが，ぐちゃぐちゃ（未整理）
情報を「伝えたいことだけ」に絞る	たくさんの情報を丸投げで伝えようとする
話が短い	話が長い
一文が短い	一文が長い 「ですが」「けれど」など，接続詞が多い
図や資料を使う	言葉だけで説明しようとする
専門用語は，相手に合わせて言葉をかみ砕く	相手に構わず，専門用語を多く使う
相手の理解度を確認しながら話す	相手の反応を気にせず，自分が話すことに精一杯

大きな違いは「準備しているか，いないか」
説明が「相手のためを思っているか，そうでないか」

やり続ける力が"才能"になる

「話にグイグイ引き込まれる，わかりやすくて，おもしろい」そんな方（Kさん）に出会いました．説明下手の私にとって，説明上手なKさんはとても眩しく見えました．

「Kさんのように説明上手になるには，どうしたらいいですか？」そう質問しながらも，心の中では（もともと話す才能がある人なんだろうな，うらやましいな）と思っていました．

しかし，Kさんの答えには驚きました．

「とにかく練習する．説明する日には車の中でリハーサル．社会人になってから，ずっとそうしてきた」

「やり続ける力が"才能"になるんだ」と勇気をもらえた出来事でした．

1 話のゴールを決めて，もう迷わない

"結論"を決める
↓
"伝わりやすい"説明になる

最初のポイントは「一番伝えたいこと＝結論」を決めることです．

「うまく説明ができない」のは，結論（話のゴール）を決めていないことが原因です．結論がわからないと"思いつき"で説明を進めることになり，自分でも「何の話をしていたのかわからない」という事態を招きかねません．

また，この状態では「○○ですが□□なので……」といった，接続詞でつないだ長い文になりがちです．聞いている側は，いつまで経っても話の内容がつかめません．

まずは，結論を決める．そして，はじめに伝える．たったこれだけでも，説明がぐっと伝わりやすくなるでしょう．

説明は"山登り"のようなもの

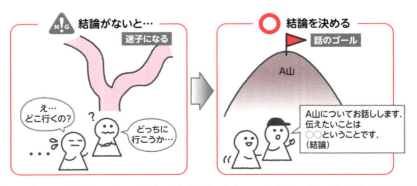

どこに行くのかわからない"行き当たりばったり"の山登りでは，自分も相手も山中で迷子になってしまいます．はじめに〔行き先＝結論〕を決めましょう．

「何を伝えたいのか？」を決めたら，話のはじめに伝えます．「私が伝えたいことは○○です」とはっきり伝えると，聞き手も行き先を把握できるので，安心して聞くことができます．

2 「伝えたいこと」を整理整頓

> 伝えたいことを整理する
> ↓
> 話の内容がスッキリまとまる

次のポイントは,「伝えたいことを整理する」ことです.

「説明するときに,何を言えばいいかわからなくなる」のは,自分が伝えたいことについて深く理解していないか,あるいは情報が足りないのかもしれません.

伝えたいことを整理できていないと,話の内容があちこちに飛んだり,「あのー」「えーっと」と考えながら話をせざるを得ないので,聞く側も苦痛です.

一番簡単な方法は,**伝えたいことを"箇条書きにする"**ことです.そうすると,簡潔にポイントを絞ることができ,話の内容がスッキリまとまります.

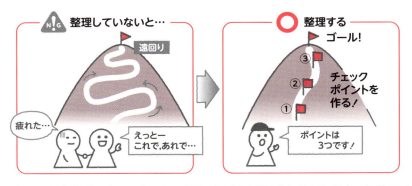

頂上（結論）まで最短距離で登るには

伝えたいことを整理できていないと,だらだらと話が長くなりがちです.結論までの道のりが長いと,聞き手も途中で疲れてしまい,肝心なことが伝わりません.

事前に道順を整理することが大切です.できれば伝えたいポイントは3つ以内に留めて,箇条書きにしましょう.最短距離で登れるように準備しておくと,聞く側も楽チンです.

3 「視覚」で説得力アップ！

図・資料を使って視覚からもアプローチ
↓
相手にとって"わかりやすい"説明になる

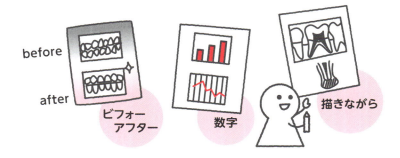

　説明のときには，図や資料を使うことで断然伝わりやすくなります．

　たとえば，どこかへ行きたいときに言葉だけで道案内されるよりも，地図を使いながら説明されたほうが，よりわかりやすいですよね．
　どんなにわかりやすい言葉を並べても，"言葉だけで伝える"には限界があります．
図や資料を使って「視覚」からもアプローチすると，確実に説得力が増します．

　手短かに説明したいときにこそ，図や資料を用いると，早く理解してもらえます．

お気に入りの説明資料を作ろう

　自分の話のスタイルに合った資料を準備しておくと，説明が楽になります．

　説得力を増すには，ビフォー・アフターの資料やグラフなど，お気に入りのものを作っておくといいかもしれません．

　私はよく，患者さんの目の前で図を描きながら説明します．その患者さん専用の説明なので，いち早く理解してもらうことができます（これを始めてから，何度も同じ説明を繰り返さずにすむようになりました）．ぜひ，お試しください！

+α 相手が「聞きたい説明」とは？

　相手が聞きたいと思う情報を網羅するためには①Why ②What ③Howの3つで整理しておくことをオススメします．人が聞きたいことは，たいていこの3つに集約されると言われています．

　たとえば「フッ素塗布をおすすめします」と伝えたいときには，以下の形でまとめておきましょう．

①：なぜフッ素塗布が良いのか？
②：フッ素とは，何なのか？
③：フッ素塗布はどのように行うのか？

　このように情報を整理しておくと，より相手にわかりやすい説明を組み立てることができます．

セルフケア用品を説明するときは

　セルフケア用品について「いざ説明するとなると，うまくできない」というお悩みもよく聞きます．そこで次の4項目について，あらかじめまとめておくと便利です．

　製品のパンフレットや臨床レポートなどを参考にしながら，自分なりにまとめておくと，いつでも使える知識として役立ちます．

① 特徴：その製品にはどのような特徴がある？
② 効果：使用することで，どのような効果がある？
③ 変化：使用すると，どのような変化が起こる？
④ 方法：どのような使い方をする？

Part II-4 まとめ　説明力は "準備力"

　説明力は "準備力" が物を言います．行き当たりばったりの説明やアドリブでは，やっぱりうまくいきません．

　毎日の仕事の中でも，伝えるのが大変だったり面倒に思うことがあると思います．それらに対して，さっそく念入りに準備して，練習してから臨んでみましょう．

　慣れるまではなかなか大変かもしれませんが，「あなたの説明がわかりやすかった」と言われたとき，言葉にできないほどの達成感を感じると思います．

Column

コミュニケーション上達への道

　ここまで本書を読み進めてみて，皆さんが「知っていたこと」「知らなかったこと」が明らかになったと思います．

　そして，次に大切なのは「本当にやっている？」と自分に問うことです．

　人は知らず知らずのうちに「私はできている」といった"鎧（硬い考え方）"を身にまとっている可能性があります．一番怖いのは「自分が着ている鎧そのものに気づかないこと」です．

　たとえば「名前を呼ぶ」といった簡単なことでも，「本当にできているかな？」と自分の行いを振り返ってみましょう．意外と「やっているつもり」だけのことも多いものです．

　そして，コミュニケーションが「うまくいかない」と感じたときには，自分のやり方をいったん置いて，別のやり方を試してみましょう．そうすると，必ず何かしらの「変化」が起こります．この積み重ねこそが，上達する秘訣です．

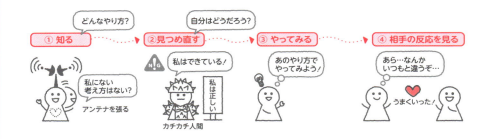

コミュニケーションに正解はなく，
誰にでも伝わる魔法の言葉は存在しません．
大切なのは，自分なりのやり方を模索し続ける姿勢です．

Part Ⅲ
モチベーション編

Part III

1 モチベーションを上げるって難しい!?

- いくら指導しても，患者さんのモチベーションが上がりません

　せっかくブラッシング指導したにもかかわらず，患者さんのモチベーションが上がらず，「プラークコントロールの状況が良くならない」と悩む方も多いと思います．
　私も以前までは，そうでした．患者さんに「歯の大切さ」をわかってもらうことが理想．しかし，現実はそう甘くはなく，まったく話を聞いてくれなかったり，歯磨きを実践してもらえなかったり……頭を悩ませることばかりでした．

　それは**自分が思い描いている"理想"と"現実"のギャップが大きすぎたせい**かもしれません．振り返ると，「きちんと伝えたら，相手は必ずやる気になってくれるはず」と簡単に考えていたことが，そもそもの問題です．

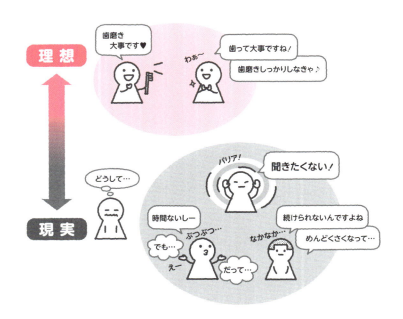

匙を投げてはいませんか？

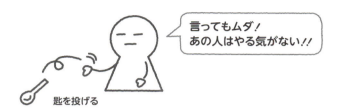

　私はこれまで，ブラッシング指導がうまくいかないときは，「やっぱり，こちらが何を言っても**変わらない人は変わらない**」と決めつけていました．そして最悪なことに，「言ってもムダなんだから，これ以上言わないでおこう」と対応を諦めていたこともあります．

　今思うと，なんてバカげたことをしていたのか，と呆れます．もし，私が匙を投げてしまったら，その患者さんは「お口の健康」をはじめ，全身が健康になるチャンスを失うことになってしまいます．

　「あっさりと匙を投げる」自分を変えたくて，心や言葉について本格的に学びました．そして，自分のやり方をほんの少し変えてみると，相手の反応がガラリと変わるということが起き始めました．すべては「自分のやり方次第」なんです．

　目の前の患者さんと何かのご縁で関わったからには，「お口も全身も健康」になっていただきたいですよね．この章では，私の反省を含めて，今すぐに実践できるポイントをまとめてみました．

● 押さえておきたいポイントは？

　▶なんと言ってもこの章の特徴は，「やりがちな対応」です．「やりがちな対応」を読んだときに，「私のことだ」と思った方こそ，ポイントを実践していくと大きな変化を実感できると思います．

　▶それでは，はじめに「モチベーションについて，押さえておきたい3つのこと」を見ていきましょう．

1 相手を"変えよう"としていませんか？

> 🗝 生活の中で「行動を変える」ことは大変！
> ↓
> 相手を"変えよう"としすぎてはいませんか？

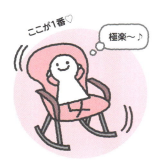

　人は"変わること"に抵抗しがちです．居心地のいい椅子に座っているのが現状ならば，できれば「今のまま動かずにいたい」と思う傾向があります．

　私たちが「患者さんのモチベーションが上がらない」と悩むときは，相手を"変えよう"としすぎているのかもしれません．「変わらない」と決めつけて匙（さじ）を投げる前に，**違うアプローチを試してみませんか？**

「棚に上げて」はいませんか？

　皆さんは運動やダイエットなどが三日坊主になってしまったことはありませんか？　何かのきっかけで始めるけれど，やらなくなる……という繰り返し．心当たりがある人も多いのでは？

　脳は"変化"に抵抗するようにプログラムされているとも言われています．ですから，長い間，習慣として続けてきたことが，ちょっとのアドバイスで変わるはずはありません．自分の行動を変えることすら難しいのに，他人（患者さん）の行動を変えようなんて，もっと難しいはずですよね．

　自分たちにもできないことがあることを棚に上げず，頭の片隅に置きながら，患者さんと接しましょう．

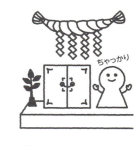

「いつも同じブラッシング指導になってしまう」という方へ

あなたは，プラークだけを指摘する「プラーク発見機」になっていませんか？

"プラークだけ"に夢中になっていると，説明が「プラークのとり方」一辺倒になり，同じ指導になりがちです．患者さんもだんだんと聞き飽きてしまい，「あぁ，また説教か（しつこいなあ……）」と聞き流しのプロになってしまいます．

これを機に「同じ指導」から生まれる負のスパイラルは，もう終わりにしませんか？

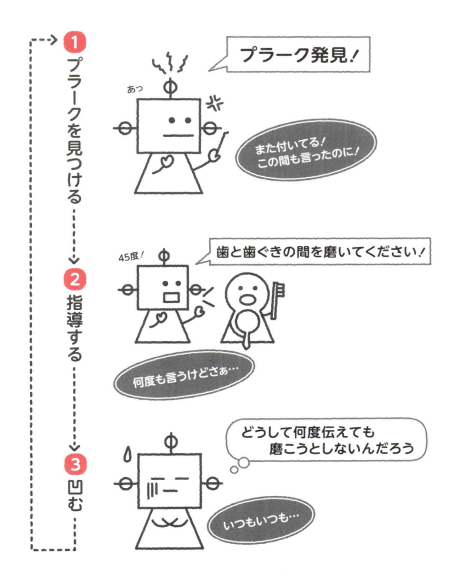

2 指導がうまくいかないのは、なぜ？

指導の失敗は，「**説明ばかり・一方的・押しつけ**」

↓

患者さんは，かえってやる気をなくす

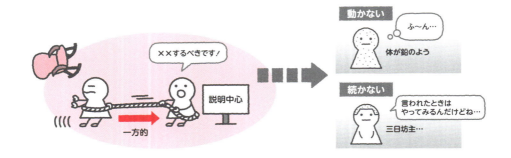

　うまくいかないブラッシング指導の特徴は「**説明ばかり・一方的・押しつけ**」です．皆さんは，患者さんに"自分の理想"を押しつけてはいませんか？

　私たちは義務感から，必死に指導しようとしがちですが，気持ちが温まっていないときに「きちんと磨いてください」と伝えられても，患者さんにとっては"押しつけ"でしかありません．患者さんは無理やり引っ張られる心地がして，かえってやる気を失ってしまいます！

気持ちが動かないと，行動も変わらない

　学生時代，親に「勉強しなさい」と言われたとき，どんな気持ちになりましたか？　余計に「やりたくない」という気持ちになったり，反抗して「やらない」あるいは「やらされている」ことにストレスを感じた方が多いと思います．

　このように，本人のやる気がないときに「○○してください」と言われても，前向きな気持ちで取り組みたくなることは，まず"ない"と言っていいでしょう．

3 「自ら動き出す」ためのお手伝い

> 私たちにできることは "きっかけ作り"
> ↓
> 自分からやりたいと思えば，自然に動き出す

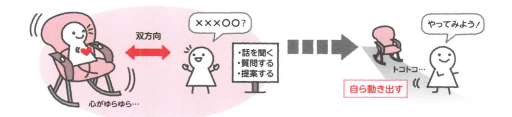

うまくいく指導の秘訣は，**相手の心を揺さぶること**です．

　人は，自分から「やりたい」と思えば，自然と動き出します．「聴く」「質問する」などのコミュニケーションを通して，患者さんが自ら気づきを得たり，必要性を感じることができれば，自分の足で立ち上がり，行動に移してくれます．

　そのために，私たちがやれることは きっかけ作り です．
　説き伏せて無理やり動かそうとするのではなく，「やってみようかな」という気持ちを引き出しましょう．私たちにできることは，**今の状況から一歩踏み出せるようなお手伝い**です．

Part Ⅲ-1 まとめ　"きっかけ"を作る人になろう!!

　このPartではモチベーションを上げるための"きっかけ作り"をお伝えしていきます．指導にワンフレーズ付け加えたりといった"伝え方の工夫"が，患者さんの「やってみようかな」という気持ちを引き出します．

　どれも簡単にできる工夫ですので，これから登場する"いるいる患者さん"を見かけたら，まずは伝え方を変えてみてください．きっと，いつもとは違う反応をしてくれるはずなので，お楽しみに！

Part III ② 話を聞いてくれません

> ・こちらの話を聞こうとしない or 受け流されてしまう
> ・患者さんは，お口の健康に興味がなさそうです

　こちらが一生懸命に話をしているのに，興味がなさそうだったり，「はいはい」と話を受け流されると，心が折れてしまいますよね．正直なところ，「もうこれ以上，話をしないほうがいいのかな」と諦めたくもなります．

　しかし，専門家として「お口の健康」を伝えたいですし，明らかに悪い状態とわかっていながら見過ごすわけにもいきません．
　そもそも患者さんが「話を聞かない」理由って何でしょうか？

●「話を聞かない」のは，どうして？

▶話を聞かないのは「歯に関心がない」からとは限りません．

▶単に「人の話を聞きたくない」人もいらっしゃいます．

▶相手の状況を察知できずに対応を間違うと，機嫌を損ねてしまう可能性もあるので要注意です．

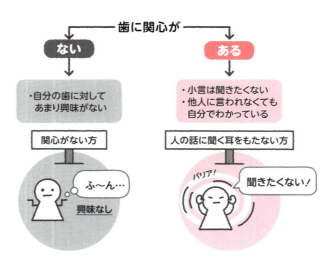

❶ NG集①：わかってもらえるまで「説明」しようとする

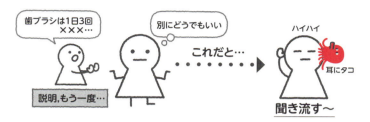

　「私の説明不足だ！」「もっとわかりやすく説明すれば，伝わるはず」と，根気強く説明しようとします．しかし残念なことに，その**説明がかえって逆効果**となってしまいます．

　人は，興味のない話を聞こうとは思いませんから，こちらの説明が熱くなるほど患者さんの心は冷めてしまいます．「ハイハイ」と話を聞き流されたときには，いったん自分のアプローチの見直しが必要です．

❷ NG集②：相手の状況を気にせず，いつもの指導

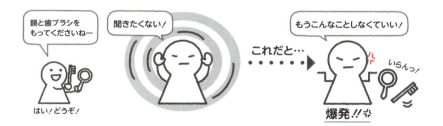

　患者さんに歯ブラシ指導をしていたら，「もう結構！」と怒られたり，「鏡をもって」とお願いしても断られたといった，悲しい経験をしたことがあるかもしれません．

　それは，患者さんの「聞きたくないバリア」を気にかけていなかったためだと考えられます．いくらプラスになることであっても，**患者さんが必要としていないことは受け入れてもらえません．**

「何だか話を聞いてもらえない」と感じたら，いったん立ち止まってみる．そして，すぐにアプローチを変更してみましょう！

1 心のバリアを解く言葉

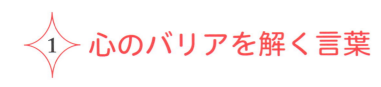

相手を尊重する「前置き言葉」を使う
↓
抵抗なく，話を聞いてもらえるようになる

たとえば，こちらが話している最中に口を挟んで意見を言う方，いらっしゃいますよね？　または，頑(かたく)なに自分の意志を曲げようとしない方にも困ってしまいます．

一方で，はじめから素直に「うんうん」とうなずきながら聞いてくれたり，「なんでも言うことを聞きます」「お任せします」と言う方もいらっしゃいます．

この違いは，「他人の意見」に対してのとらえかた（バリアの張り方）によるものです．大きく分けて2パターンあります．ここで一度，特徴を整理しておきましょう．

❶ 他人の意見は参考までに留めて自分で決めたいタイプ

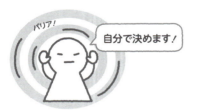

- ▶他人の意見は参考に留めるか，必要としない
- ▶「自分のことは自分で決めたい」という意志が強い
- ▶人に指図されることを嫌う
- ▶いったん決めると，行動が長続きする

❷ 他人の意見を尊重して取り入れやすいタイプ

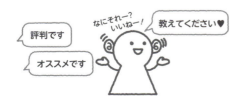

- ▶他人の意見を取り入れやすい
- ▶評判・口コミ・専門家などの発言といった周りの反応や評価などを気にする
- ▶行動が長続きしないことも多い

①のタイプの患者さんは，他人の意見を素直に聞かないので，「手に負えない」と思いがちです．しかし実際には，一度がっちりと心をつかむことさえできれば，コアなファンになってくれることも多いでしょう．自分の意見をしっかりもっているため，いったん「良い」と認めたら，その行動を続けようとするからです．

　逆に**②のタイプ**の患者さんは，私たちの話をよく聞いてくれますが，ある日突然「テレビで言っていたから」などと，周りからの情報でコロッと行動を変えてしまうこともあります．良くも悪くも流されやすい，ということですね．

　つまり，①のタイプの方は，はじめの対応は難しいですが，**聞きたくないバリアを解除することができれば医院にとって"良い患者さん"になる可能性が高いでしょう．**

　バリアの解除には**「前置き言葉」を使いこなす**ことがポイントです．

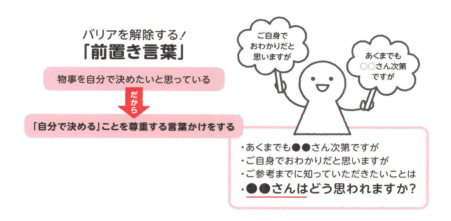

　"決めるのはあなたです"という形にすることで，「自分の意見を尊重してくれる」と感じてくれます．そうすると，こちらの話を説得や指図だととらえにくくなり，「一つの提案」として話に耳を傾けてもらえるようになります．

2 まずは相手の「心支度(こころじたく)」から

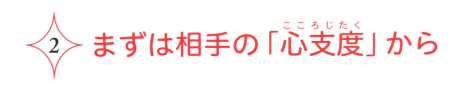

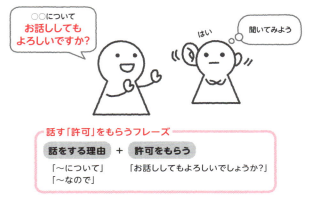

こちらの話を聞いてもらうためには，相手に「話を聞く心の準備」をしてもらう必要があります．

そのために，話をする「許可」をもらうと，たいていの場合「いいですよ」と答えてくれます．相手にとっては「自ら"話を聞く"ことに了承する」ことになるので，自然と「聞く耳」をもつようになります．

さらに，「話をする理由」も伝えましょう．そうすると，「自分にとって必要な話だ」と感じて，受け入れてもらいやすくなります．

例
▶ Aさんのお口の中で心配なところがあるのですが，今からお伝えしてもよろしいでしょうか？
　☞ "心配なところ"と言われると，気になって「話を聞きたい」と思ってもらえるようになります．

▶ 今の状態を良くするためにご提案があるのですが，お話ししてもよろしいでしょうか？
　☞ "良くするため"だという話の目的も伝わります．

3 「気づき」を導く"質問"の力

「質問」する
↓
"自分ごと"として関心をもってもらえる

「話を聞いてもらえない」とき，多くの人が「説明の仕方」を変えようとしますが（16頁），「説明ばかりする」ことが"うまくいかない原因"となっていることも……．なぜなら，**人は興味や関心がない話を聞こうとは思わないからです．**

たとえば，洋服を買いに行ったときに素材の話を延々とされたり，化粧品店でよくわからない成分の話をされたり……といった経験はありませんか？　自分が興味のない話をにこやかに聞くのは，本当に大変ですよね．

患者さんも同じです．「歯に関心がない」「他人ごとと思っている」のなら，まずは関心をもってもらう必要があります．ここでも大切なのは，"他人ごと"ではなく"自分ごと"と思ってもらえるような工夫です．

そのためには，説明よりも「質問」をたくさん取り入れてみましょう．

質問には，相手の「気づき」を導く大きな力がある

みなさんは「質問」していますか？

人は質問されると「考えて→答えよう」とします．ですから，質問を投げかけることは**「今まで考えもしなかったこと」について考えてもらうキッカケ**として，とても有効です．

こちらで答えがわかっていることでも，あえて患者さんに"答えて"もらいましょう．一方的な説明とは違い，自分自身で考えることで「気づき」が生まれやすくなります．

説明中心のアプローチでは，いつまで経っても「他人ごと」

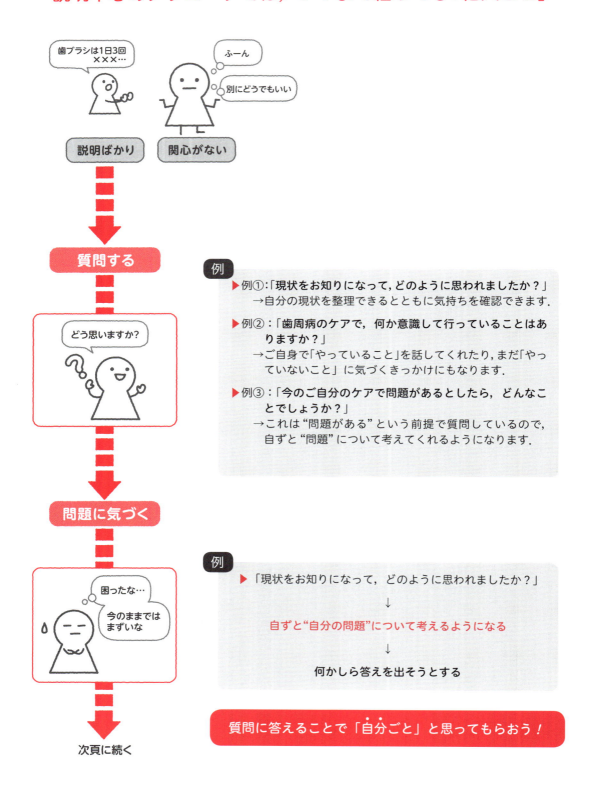

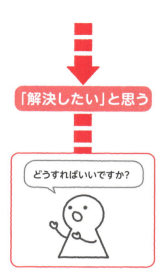

「今のままではマズイと思いました」「治す方法ってあるんですか？」など前向きな答えが返ってくることも多い

「質問」で自ら気づいて，動き始めます！

仕掛けの力で，導く

　とあるテーマパークは，ゴミ箱をたくさん設置したり，掃除専門の"キャスト"がこまめに掃除を行うことで，ゴミをポイ捨てしづらくしていると言われています．ちょっとしたことで，人の行動を導く"仕掛け"は，世の中にたくさんあります．

　相手が聞く耳をもたないのなら，わかってもらおうと無理やり説得するのではなく，**聞く耳をもってもらえるような仕掛け（工夫）**をしましょう．

Part III-2 まとめ　まずは「聞く耳をもってもらう」ことから

　相手が話を聞いてくれないのには，理由があります．「単に人の話を聞くことが苦手」「話の内容に関心をもてない」「"自分ごと"としてとらえていない」といったように，理由はさまざまです．

　「話を聞いてもらえない」と感じたときには，いったん立ち止まってみましょう．そして，**勇気をもって作戦変更**です！

　３つのポイントを試して，まずは聞く耳をもってもらうことに努めてみましょう．話をするのは，相手の「心支度」ができてからです．

Part III

3 言い訳が多い患者さんには困ります

- 歯磨きをしない理由が「言い訳」ばかり
- 「言い訳」をされると，熱血指導したくなります

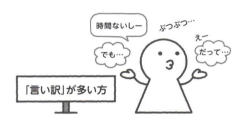

　プラークコントロールがうまくいっていないことを告げたとき，「忙しくて」「時間がなくて」といった"言い訳"に出くわす機会，とても多いですよね．お恥ずかしい話，私はこのような患者さんに出会うと，「自分の歯なのに言い訳ばかりして！」「そもそもやる気ないでしょ！」とイライラを募らせていました．

　しかし，こちらが対応を変えた途端，"言い訳"の数が減り，案外すんなりと解決できることがわかりました．すべては，こちらの対応次第なのかもしれません．

● 言い訳は"やらない理由"

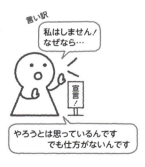

- ▶「言い訳」は"やりません宣言"．
- ▶相手は「必要性はわかっている，でもやらない」と考えている．
- ▶「歯を磨くことは大切だとわかっている → でも○○だからできない → 仕方ない……」という流れで正当化している．
- ▶後ろめたいことは，自分以外の周りのせいにしたくなるものです（皆さんにも，心当たりありますよね？）．

「言い訳」を否定しても，何も良いことはない！

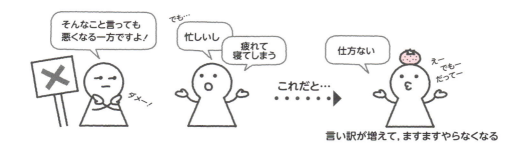

　たとえば，患者さんが「忙しくて，なかなか歯を磨く時間がありません」とおっしゃったとき，どのように対応していますか？

　ついついやりがちなのは，「いやいや，少しくらい時間はとれるでしょう」と**相手の発言を否定してしまうこと**です．

　しかし，私たちのそういった発言で，果たして患者さんが「おっしゃるとおりです．今日からやります」といった良い反応（前向きな考え方）をしてくれるでしょうか？　残念ながら，答えは「ノー」です．

　なぜなら，自分の意見を否定された人は，相手を敵だと感じてしまいがちです．したがって，相手の「言い訳」を否定してしまうと，こちらが求める反応をしてくれるどころか，ますます言い訳が増えてしまいます．

　ひどいときには，「時間がない」→「疲れて寝てしまう」→「面倒くさい」など，次から次に言い訳のオンパレードになることも．
　悲しいことに，私たちが"ダメ出し"をすればするほど，**患者さんの言い訳とこちらのストレスが増えるだけ**です．

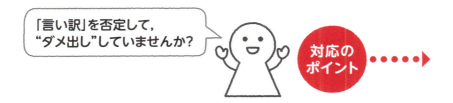

1　不思議と「言い訳」がなくなる応対

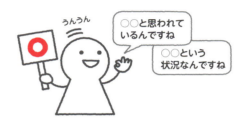

「言い訳」を受け止める
↓
「わかってもらえた」と安心する

　まずは,「言い訳」を受け止めることが鉄則です．「時間がない」という言い訳には,「今は時間がないんですね」と答えてみましょう．ポイントは, 相手の言葉をそのまま使った返し方 です．

　言った本人も思いのほか「すんなり受け止めてもらえた」と感じ，驚く表情を浮かべます．こうして「自分のことをわかってもらえた」と感じてもらうことができれば，次第に「言い訳」の数が減っていきます．

 例
「時間がないんですよね……」

 否定する ▶「状況はわかりましたが，でもこのままだと歯周病は進行する一方ですよ」
　→相手は，"また説教が始まった"と思い，こちらの話を聞こうとはしないでしょう．

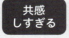 共感しすぎる ▶「あ〜そうなんですね．時間がないなら仕方ないですよね」
　→相手は嬉しいかもしれませんが，状況は何も変わりません．

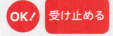 受け止める ▶「今は時間がない状況なんですね．それでは，今の状況で何かできる方法を一緒に考えてみましょうか？」
　→「何かをする」ということに意識が向くようになります．相手の状況を受け止めたうえで，具体策を一緒に考えていきましょう．

2 相手の"本気"を引き出す！

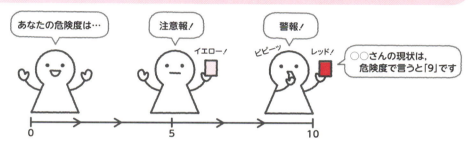

　人が「やるか・やらないか」を決めるのは，「自分にとって重要かどうか」の度合いによるものです．つまり，自分にとって「重要だと思えばやる」．歯磨きを「重要なこと」と思ってもらうために手軽にできるアプローチが，"現状の危険度を数字で伝える"ことです．

　人は「危険」と言われると，心が動揺します．次に，「なんで？　どういうこと？」と疑問がわいてきます．こちらが危険を告げた途端，真剣に話を聞くようになったり，「どうすればいいの？」といった質問が出てくるようになります．

　現状が深刻であれば，「やらなくていいや♪」と鼻歌を歌っている場合ではありません．「これはまずいよね」と真剣に歯のことを考える状態になれば，自然と「歯を磨く」ことを大切に思い始めるでしょう．

> **例**
> 「○○さんの現状は，危険度でいうと『9』です」「それは○○といった状態だからです」
>
> ▶短い時間で伝える
> 　→サラッと告げたあとは，相手の反応を待ってみましょう．きっと相手から質問が出てくるはずです．
>
> ▶数字を入れる
> 　→「危ないですよ」と言われるよりも，「危険度：9」と言われたほうが深刻さが伝わりやすいと思いませんか？　現状の深刻度をわかってもらうためにも数字で表しましょう．

3 心の抵抗が少ない"提案"のコツ

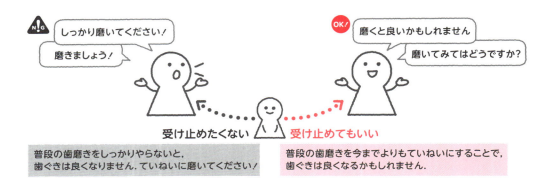

　たとえ同じ内容でも，語尾につける言葉次第で，相手にとっての"受けとりやすさ"が大きく異なります．

　「指導がうまくいかない」と悩む方の多くが，「（意識して）磨いてください！」「磨きましょう」といったフレーズをよく使います．しかし，「～してください」といった"言い切る表現"だと，どうしても相手の心に抵抗感が生まれます．

　そこで，語尾を「～したほうが良いかもしれません」「～してはどうでしょう？」といった形に変えてみましょう．先ほどより少しあいまいな表現ですが，相手にとってはやわらかな（受けとりやすい）印象になります．

> **Part Ⅲ-3 まとめ　心のゆとりをもって，相手を受け止める**
>
> 　患者さんが「言い訳」したくなる気持ちもわかります．その気持ちを大河のような広い心で受け止め，より良くなる方法を提案していきましょう．
>
> ① 「言い訳」を受け止めよう
> ② 「危険度」を数字で伝えてみよう
> ③ 提案は「～かもしれません」という形で"さりげなく"

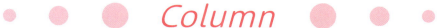

Column

はじめが肝心

「歯周病の治療をしたことはありますか？」

　日常の診療で，歯周病の治療が必要である患者さんに対して，はじめに必ず行う質問です．そして，ほとんどの場合，以下のようなやりとりをします．

> DH 「歯周病の治療をしたことはありますか？」
> Pt 「治療したことはありません」
> DH 「"歯石取り"や，続けて歯科医院に通ったことはありますか？」
> Pt 「歯石を取ったことはあります」
> 　　「3カ月に一度，メインテナンスに通っていました」
> 　　「でも，歯周病の治療はしたことがありませんし，今まで，**歯周病だと言われたことはありません**」

　このように，歯周治療を受けているにもかかわらず，自分が「歯周病の治療をしている」と知らない方はたくさんいらっしゃいます．

　これは，今まで通った歯科医院で「歯周病である」とはっきり伝えてもらえなかったという，何よりの証拠です．患者さんが「歯石取り＝歯のお掃除」と誤解してしまうのも無理はありません．

　"自分が歯周病だ"と知ることで，初めて自分ごととして話に興味をもってもらえるようになります．少し可哀想な気もしますが，**「歯周病：細菌によって引き起こされる病気」に罹患していることを，患者さんにはっきりとお伝えすることが大切です．**

　「〇〇さんは，中等度の歯周病です」と図を示しながら伝えると，患者さんは驚きます．そして「それって，治るんですか？」と興味をもってもらえたら，治療の入り口としては大成功です．

　このように"はじめ"が肝心です．

　ここから，患者さんと一緒に治療を進めていきましょう．

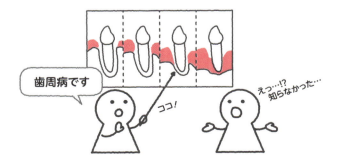

Part III

4 指導をしたのにやってもらえません

・何度，指導してもやってもらえません

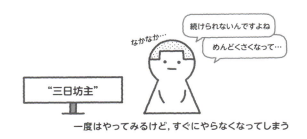

一度はやってみるけど，すぐにやらなくなってしまう

「教えてもらった直後には，やってみるんだけどね」「すぐにやらなくなるのよね」いわゆる"**三日坊主**"になってしまう方，いらっしゃいますよね．

いったい，どうすれば「指導したとおり」に実践してもらえるのでしょうか？

●"三日坊主"になってしまう理由？

▶ 自慢することではありませんが，私は"三日坊主の達人"です．
毎日運動しようと決めても，その日だけ．ダイエットをしようと甘い物を控えても，1週間後には元どおり．日記をつけようとノートを作ってみたけれど，長くて3日……．

▶ "三日坊主"になってしまう理由は「**①動機が弱い**」「**②やろうとすることのハードルが高すぎる**」ことが主な原因です．

① その行動をやることを，「たいして重要だと思っていない」可能性があります．すぐには運動をしなくても，ダイエットをしなくても，日記をつけなくても，さほど困ることにはなりませんからね．

② いきなり大きく行動を変えようとするのは，言うまでもなく「大変」です．大変だと感じる → 次第に休みがちに → やっぱり続かない……といった，負のスパイラルに陥ってしまいます．

最初から要求が高すぎると，実践できずに終わる！

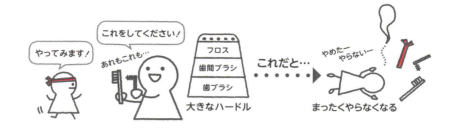

「よく見かける，うまくいかない指導」ワースト2をご紹介します．

❶ 一度に，たくさんの情報を伝えようとする

　一度に伝えられる情報量が多すぎると，患者さんは覚えきれません．
「歯ブラシではこう磨いて」「ここは歯間ブラシで」「そこはフロスで」「歯磨き粉はこのぐらいつけて」といったように，あれもこれも一気に伝えられたら，どう思うでしょうか？

　患者さんは「なんだか大変そう」「難しそう」という印象を受けてしまい，「やってみよう」という気さえ起きない可能性があります．

❷ 身の丈・今のレベルに合わない「理想」を指導する

　そもそも歯を磨く習慣がなさそうな患者さんに，いきなり「フロス指導」といったように，**患者さんが「本当に実践できそうか」**はそっちのけで，自分が"良かれ"と思う「理想の磨き方」を教えている場面もよく見かけます．

　運動でたとえるなら，歩く習慣がまったくない方に毎日1時間のウォーキングを勧めるといった具合です．当然，患者さんは「やりません（できません）」．

1 「磨き方」より「磨く理由」を

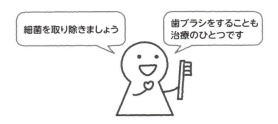

ちょっと想像してみましょう．「何度，ブラッシング指導をしてもプラークがべったり」という患者さんは，**「プラークを取ること」をどう考えているのでしょう？**

そもそも「何のためにプラークを取り除くのか」を知らない可能性があります．プラークを取ることを重要だと思っていないからこそ，「少しぐらいサボっても平気」と後回しにしてしまうのかもしれません．

大切なのは，**「磨く理由」が伝わっているか**どうかです．

「プラーク＝食べかす」という誤解

多くの方が「歯ブラシで磨き落としているのは汚れや食べかす」と勘違いしています．

実際は，「プラーク＝細菌」であり，これを歯ブラシや治療で取り除く必要があることを伝えましょう．

プラークが歯ぐきの溝に入り込んで骨まで溶かす原因になるということも，「あまり知られていない」と考えたほうがいいかもしれません．

スケーリングの際にも「汚れを取ります」よりも「細菌を取り除きます」といった表現を使っていくように心がけると，患者さんの意識も変わっていきます．

2 「やる気を引き出す」ひと言

「○○した結果➡どうなるか？」を予告する
結果的に「どうなるか」がわかるとやる気が出る

　人は，何かを「やろう」という気になるには理由が必要です．それをすることで，**どんな効果や変化があるのか？**を知りたいと思っています．皆さんも，自分にメリットがあることは「やってみよう」と思うはずです．

　「プラークを取り除くことが大切」とわかってもらえたあとは，「**取り除けるようになると，どうなるか？**」を伝えましょう．たとえば，「必ず，歯ぐきからの出血がなくなります」「口臭が減ってきます」などです．
　「患者さんが気にしていることが改善しますよ」「一番問題になっていることが解決しますよ」といった内容をお伝えできると，なお良いでしょう．

　「○○すると，どうなるか？」を伝えると，患者さんのモチベーションがぐんと上がりますよ．

歯ぐきは正直ですね

　先日お会いした重度歯周炎の患者さん．プラークコントロールが悪く，歯周検査でも残存歯すべてからどろっとした出血があるにもかかわらず，「歯磨きは1日3回ていねいにしている」とのこと……．私は歯周炎の現状と「**出血は異常事態**」だということを中心に説明し，最後に，こう念を押しました．

　「歯ぐきの"きわ"に付いている細菌を取り除くことがポイントです．これを取り除けるようになると，必ず出血が減り，歯ぐきが引き締まります．手をかけた分だけ，歯ぐきは良い反応を示してくれますよ」

　それから1週間後．患者さんの歯ぐきは見事なまでに引き締まり，赤黒い色からピンク色に近づいていました．そして，患者さんが興奮してこのように話してくれました．

　「先生の言うとおりに手入れしたら，本当に血が出なくなった！ **歯ぐきは正直ですね**．もっと良くしたいので，私に合ったケア用品を教えてくれませんか？　禁煙もします！」

　私はただ，確実にできそうなこと（88頁）と目的を伝えただけです．たった一度の指導で，こんなにも大きく変わるものだ，と改めて「伝え方」の大切さを痛感しました．

3　跳び箱はラクに跳べる高さから

その人に**合った**ハ**ードルを設定**する

↓

簡単に実践してもらえるようになる

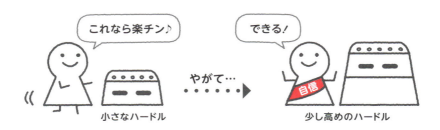

　まずは「確実にやれること」だけを提案しましょう．もっとも重要なのは"はじめの一歩"を踏み出してもらうことです．

　どんなに小さなことでも，少しでも変化や結果が出ることが自信になり，次のステップに挑戦する意欲も芽生えます．

　跳び箱を跳ぼうとするとき，最初から5段を跳べる人もいれば，そうでない人もいます．まずは楽に跳べる高さを設定して，次第に高く積み上げていきましょう．大切なのは，患者さんに合わせた高さ・ペースで，ゆっくり始めていくことです．

ちょうどいいハードルの見つけ方

① 患者さんの口腔内を見て「一番の問題点」を考える

② その問題を解決するために，患者さんが（確実に・簡単に・楽に）始められることは？

　「これぐらいならできる」と感じてもらえるような"控えめ"の提案が，その後のモチベーションを上げる起爆剤になります．

　まずは1つに絞るのもポイントです．「下の奥歯を一番に磨く」「歯ぐきから血が出なくなることが目標」など，確実にクリアできそうなハードルを見つけましょう．

"声かけ"で心のハードルも下げる

人は，簡単なことなら，「試してみよう」と思います．
「なんだか簡単にできそう」という印象を与えるフレーズを加えてみましょう．
ちょっとした声かけで，心のハードルもグッと下がり，「やってみよう」という気持ちを高めることができます．

例
▶ まずは，これだけやってみてください
　→「これだけ」と限定する表現は，「簡単なこと」といった印象を与えます．
▶ 簡単にできるコツをお伝えします
　→「簡単なコツ」と伝えてあるので，「難しいこと」と感じさせない効果があります．
▶ これだったら，簡単にやれそうですか？
　→患者さんからの「やれそうです」という返答を期待する質問です．

焦らず　ゆっくり　簡単なことから

Part III-4 まとめ 「小さな一歩」がやがて良い習慣になる

　誰しも，今までやってきた自分流のやり方を，いきなり変えることは難しいものです．こちらが劇的な変化を望むアプローチを続けても，患者さんはついて来ることができません．患者さんに合ったペースでゆっくり始めていきましょう．

　一番大切なのは「はじめの一歩」です．どんなに小さなことでもまずは"動き始める"ためのサポートが必要です．

Part III

5 指導したことを長くやり続けてもらうには？

- 指導したとおりに，やり続けてもらえません

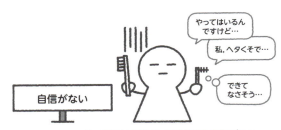

やってはいるけど，やり続ける自信がない

　ブラッシング指導をして，次の来院時．「前回お伝えしたこと，やっていらっしゃいますか？」とうかがうと，「やってはいますが，できていないかも……」と自信がなさそうに答える方も多くいらっしゃいます．

　せっかくやる気になり，やり始めたのなら，次は「**自信をもってやり続けていける**」ように，もうひと押しのサポートが必要です．

● ブラッシング指導の"成功"って？

▶ 自分の行ったブラッシング指導がうまくいったかどうか，どのように評価していますか？

▶ 結果は，患者さんが次に来院されたときにわかります．

・何か少しでも実践したり「変えたこと」があるのなら，第1ステップクリア！
　次は，やり続けていけるようなアプローチをしていきましょう．

・もし何も実践できていないのなら，いったん振り出しに戻って"違う作戦"を練りましょう．

▶ モチベーションを持続するうえでは**"振り返りの機会"がもっとも大切**です．「指導しっぱなし」ではなく，次に来院されたときに確認することをお忘れなく！

"あら探し"は悪循環のモト

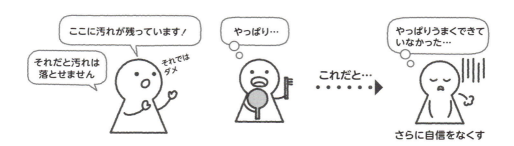

　ブラッシング指導の再確認では，ついつい「教えたとおりの磨き方をしているか」に注目しがちです．そして，もしやり方を間違えていれば再指導を行い，プラークが残っている場所をもう一度，念を押して伝える……．つまり「**できていないこと**」を"あら探し"してしまうわけです．

　もちろん，チェックは大切ですが，「できていないかも？」と不安に思っていらっしゃる方にとっては，何気ない"ダメ出し"がさらに自信をなくしてしまう原因となり，次第にやらなくなる可能性もあります．

"やる木"を育てる

　患者さんの「やり方」を正すよりも，「やる気」をアップさせることが大切です．患者さんの"やる木"にたっぷり栄養を与えましょう！　心の栄養になる言葉をたくさんかけていくと，きれいな花が咲き，"良い結果"として実がなるでしょう

　キーワードは「**変化**」と「**認める**」ことです．

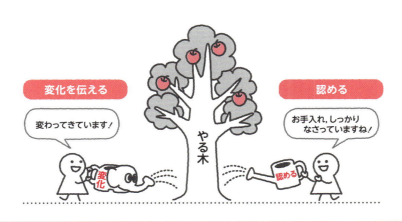

1 変化は「続ける力」になる

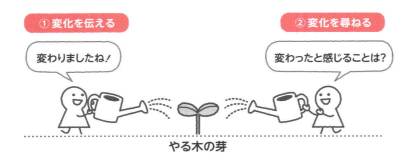

患者さんには，前回から「変わったこと」を探して積極的に伝えましょう．

　人は，自分がやったことに対して「変化」や「効果」を実感できると，その行動をやり続けようと思います．
　どんなに小さな変化でも，本人が実感することができれば，「良いことをやっているんだ」という達成感につながり，続ける意欲がわきます．

　"やる木"の芽が出たら，次はたっぷりお水を与えていきましょう．お水があれば育ち，なければ枯れます．「変化」はやる木にとって，お水のような役割をします．

> **例**
> ポイントは「2つの視点」です．私たちの目で見た「事実（客観的な視点）」と，患者さん自身の「実感（主観的な視点）」の両方からアプローチしましょう．
> ▶「変化」を伝える（私たちの客観的な視点を伝える）
> 　例：「歯ぐきの出血が減りましたね！」「赤みが引いてきています」
> 　　　「○○が良くなってきています」「○○が改善してきています」
> ▶「変化」を尋ねる（患者さんの主観的な視点を引き出す）
> 　例：「歯の磨き方を変えてみて，何か変わったなと感じることはありますか？」
> 　　　「歯磨きに対してのイメージは，どう変わりましたか？」

2 心の栄養になる言葉

> 「行動」を認める
> ↓
> やり続ける活力になる

　誰しも，人から認められると嬉しいものです．特に，「できていないかも」と自信をもてない方にとっては，周りの人からのほめ言葉が大きな原動力になります．

　「行動」を認めることは"心の栄養"になります．患者さんを認める言葉をかけると，"やる木"の芽はぐんぐん育ちます！

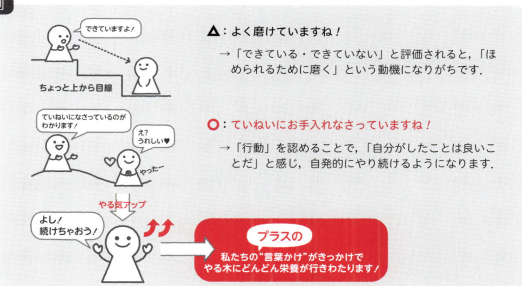

Part Ⅲ-5 まとめ　心を満たす栄養は，あればあるほど良い

　患者さんのモチベーションを上げるには，患者さんの気持ちを高めていくことも大切なアプローチの1つです．「変化を伝える」「行動を認める」たったひと言を添えるだけでも，相手にとってはたまらなく嬉しい記憶として心に留まり，活力になります．

　相手の心を満たすひと言を，どんどんかけていきましょう！

　相手はもちろん，自分も思わず笑顔になりますよ♪

おさらいチェックリスト

ご自分のコミュニケーションを振り返りながら，チェックしてみましょう！

1　□　仕事のときは"仕事スイッチ"を入れ，"苦手な人"にも積極的に接している
2　□　相手と「声の大きさ」や「話すスピード」を合わせるようにしている
3　□　目の前の方を「大切な人」と思って関わり，視線も合わせるよう心がけている
4　□　相手にお願いをするとき，必ず「何のためなのか」理由を伝えている
5　□　「でも」「磨けていません」など，否定する言葉を使わないように気をつけている
6　□　「恐れ入りますが」など，"クッション言葉"を意識して使っている
7　□　患者さんからうかがった「不安なこと」を院内でシェアするようにしている
8　□　患者さんが不安になりそうなことを「先回り」して伝えている
9　□　ときおり，患者さんに「治療のゴールと経過」を伝えている

10　□　患者さんの不安や望みなど"本当の思い"を質問によって引き出している
11　□　一向に話が進まないとき「事実」・「感情」・「理想」を分けるようにしている
12　□　患者さんに対して「できること」「できないこと」を明確に告げている
13　□　「ちょっと」など，あいまいな表現ではなく"具体的"な表現を使っている
14　□　話の内容をメモに箇条書きで記録するようにしている
15　□　話の内容を要約してまとめ，お互いに「確認し合う」ようにしている
16　□　話のはじめに「○○についてお話しします」と，テーマを伝えている
17　□　話が脱線した際には，本題に戻す工夫ができる
18　□　話が長引いたときでも，スムーズに話を終わらせることができている
19　□　説明するときは，話のゴールを決めて「結論」から話すようにしている
20　□　何かを伝えたいときには，事前に「伝えたいことを整理」している
21　□　説明のときには，必ず図や資料を使っている

22　□　相手を「変えよう」とするのではなく，自分のアプローチを変えるように努めている
23　□　「説明ばかり・一方的・押しつけ」にならないよう，注意しながら接している
24　□　患者さん自ら動き出せるような"きっかけ作り"を大切にしている
25　□　「人の意見を聞きたくない」方に対して，より相手を尊重する言葉を使っている
26　□　「○○についてお話してもよろしいでしょうか？」と話をする許可をもらっている
27　□　説明よりも質問をしている
28　□　「言い訳」は受け止めている
29　□　現状の「危険度」を数字で伝えている
30　□　「〜したほうが良いかもしれません」など，語尾を工夫して控えめに提案している
31　□　「磨き方」のテクニックよりも「磨く理由」を伝えている
32　□　「○○した結果→どうなるか？」を予告している
33　□　患者さんに合わせて「確実にやれること」だけを提案している
34　□　前回から「変わったこと」を伝えている，または患者さんに尋ねている
35　□　相手を認める言葉かけで，患者さんのやる気をさらに高めるようにしている

あとがき

皆さま，最後までお付き合いくださり，ありがとうございました．

　この本には，私の「経験×学び×想い」をたっぷり詰めました．私自身が「コミュニケーションが苦手」だったからこそ，伝えられることがあるかもしれない．そんな想いから，この本が生まれました．私が悩み苦しんだとき，学びに救われました．同じような想いの方に，本書を活用して，いち早くお悩みを解決してほしいと願います．

　学びは，自分の未来を開く「カギ」になります．本書の読書体験を1つのきっかけに，ぜひご自分のコミュニケーション力を味方につけて，毎日が輝き，風向きが変わることを肌で感じてみてください．そして，もしも壁にぶつかり「行き止まり」と思える状況になったときには，この本をもう一度読み返してみると，また別の道が見つかるかもしれません．

　この本が，これから皆さまの心のサポーターのような存在になれると嬉しいです．

　自分をほんのちょっと変えるだけでも，コミュニケーションは大きく変わります．
　心をつなぐコミュニケーションを通して皆さま，そして患者さんに，ますます穏やかな笑顔と健康の輪が広がっていきますように……願いをこめて．

歯科から　人間まるごと健康に

柴原由美子

深謝

私がこうして"想いを形に"できたのは，いつも支えてくださる皆さまのおかげです．
心より感謝申し上げます．今後も引き続き，温かいご指導をよろしくお願いいたします．

―― 私を育ててくださった方，影響を受けたお言葉 ――

- 倉富　覚，先生：「歯科医師である前に人間たれ」「経験がエビデンスになる」
- 下川公一先生：「歯科医師は患者さんの人生を救う」「診断なくして治療なし」
- 上野道生・純子先生：「名前は一番大切・相手を大切にできる人は大切にされる」
- 林　美穂先生，吉村理恵先生，スタディーグループ（WDC・SG金曜会・北九州歯学研究会），九州大学歯学部同窓会の先生方
- 吉村佳代子先生（中学部活顧問）：「自分を褒めてあげられるように努力しなさい」
- 浅田すぐる先生（「1枚」ワークス代表）：「どうしようを"動作"に変えなさい」
- NLP-JAPANラーニング・センターのトレーナー・受講生仲間の皆様
- これまで関わってくださった先生，スタッフ，患者さん，編集者の方々，家族，すべての方に感謝いたします．

柴原 由美子（しばはら ゆみこ）

略歴
1981年　長崎県長崎市に生まれる
2005年　九州大学歯学部卒業
2005年　福岡県宗像市 徳永歯科クリニック勤務
2005年　福岡県北九州市 くらとみ歯科クリニック勤務
2014年　非常勤歯科医師として複数の医院に勤務
　　　　ライフセラピストとして，セミナー，医院研修，企業研修等を行う．

*

歯科診療に従事しながら，「心・ことば・身体」を中心に多角的な視点でのアプローチを行う．
カウンセリング・ストレスマネジメント・東洋医学・ヨガなどを加味した，新しい形の統合歯科
医療を実践，指導している．また，働く人も患者さんもさらに健康になっていただくことを目的
として，コミュニケーション研修や教育プランニングを手がける．
LABプロファイル® コンサルタント・トレーナー／全米NLPマスタープラクティショナー／
ヨガインストラクター／薬膳アドバイザー／腸セラピスト

主な執筆論文
これでお悩み解決！ コミュニケーション上達のヒント①〜⑱．日本歯科評論，76（7）〜77（6），
78（1）〜78（6），2016〜2018．
下顎第二大臼歯の特異性を考慮し保存に努めた症例—樋状根，歯内−歯周病変，垂直性骨吸収へ
の対応—．日本顎咬合学会誌，34（3）：245〜251，2014．

所属
・日本顎咬合学会 認定医
・WDC（Women Dentists Club）
・SG金曜会

診療所 （連絡先）
柴原歯科医院
〒852-8135　長崎県長崎市千歳町3-8 サンパーク住吉3F

本書の複製権，翻訳権，翻案権，上映権，公衆送信権（送
信可能化権を含む）は，㈱ヒョーロン・パブリッシャー
ズが保有します．本書を無断で複製する行為（コピー，
スキャン，デジタルデータ化など）は，著作権法上の限
られた例外（私的使用のための複製）を除き禁じられて
います．また私的使用に該当する場合でも，請負業者等
の第三者に依頼して上記の行為を行うことは違法となり
ます．

JCOPY ＜㈳出版者著作権管理機構　委託出版物＞
本書を複製される場合は，そのつど事前に㈳出版者著
作権管理機構（Tel 03-3513-6969，Fax 03-3513-6979，
e-mail：info@jcopy.or.jp）の許諾を得てください．

心をつなぐ コミュニケーション
—歯科医院あるある お悩み解決ヒント集

2019年3月5日　第1版第1刷発行　　　　＜検印省略＞

著　著　柴原由美子
発行者　髙津征男

発行所　　株式会社 ヒョーロン・パブリッシャーズ

〒101-0048　東京都千代田区神田司町2-8-3　第25中央ビル
TEL 03-3252-9261〜4　振替 00140-9-194974
URL：http://www.hyoron.co.jp　E-mail：edit@hyoron.co.jp
印刷・製本：三美印刷

©SHIBAHARA Yumiko, 2019 Printed in Japan
ISBN978−4−86432−048−1 C3047
落丁・乱丁本は書店または本社にてお取り替えいたします．